RECHERCHES

SUR LES EFFETS

DE LA SAIGNÉE

DANS QUELQUES

MALADIES INFLAMMATOIRES,

ET SUR

L'ACTION DE L'ÉMÉTIQUE ET DES VÉSICATOIRES DANS LA PNEUMONIE;

PAR P. CH. A. LOUIS.

Médecin de l'hôpital de la Pitié, Président perpétuel de la Société médicale d'observation,
Membre de l'Académie royale de Médecine de Paris,
Correspondant de celle de Marseille, de l'Académie impériale médico-chirurgicale
de Pétersbourg, de la Société de Médecine d'Édimbourg;
Membre de la Légion d'honneur.

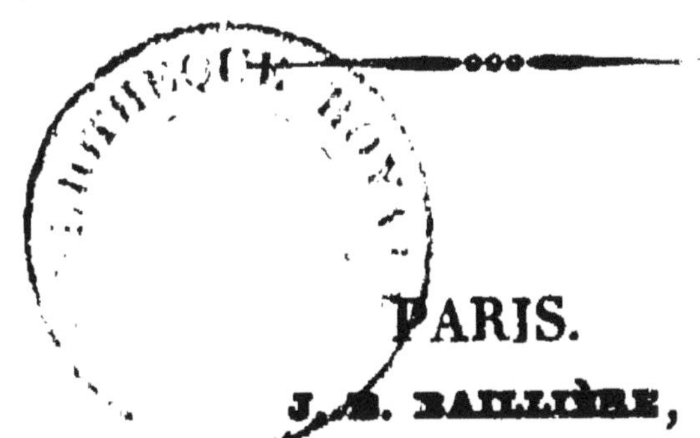

PARIS.

J.-B. BAILLIÈRE,

LIBRAIRE DE L'ACADÉMIE ROYALE DE MÉDECINE

RUE DE L'ÉCOLE DE MÉDECINE, 13 BIS.

LONDRES, MÊME MAISON, 219, REGENT STREET.

A MONSIEUR

MARSHALL HALL,

PROFESSEUR DE MÉDECINE PRATIQUE A LONDRES.

AVERTISSEMENT.

J'ai publié, au mois de novembre 1828, dans les *Archives générales de Médecine*, un mémoire sur les effets de la saignée dans quelques maladies inflammatoires. Ce mémoire fut accueilli très diversement. Les uns, par suite de préoccupations difficiles à expliquer, publièrent que je bannissais la saignée du traitement des phlegmasies, bien que je montre la nécessité d'y recourir dans les inflammations graves, pour deux puissantes raisons. Les autres, choqués sans doute de l'extrême différence qui existe entre les résultats auxquels j'ai été conduit et les croyances les plus accréditées sur la puissance de la saignée, se déclarèrent contre la méthode que j'avais suivie pour arriver aux faits généraux, et en faveur de ce qu'on appelle communément l'expérience des siècles. Quelques médecins accueillirent favorablement mon travail, persuadés que la méthode qui m'avait servi de guide devait conduire à des connaissances exactes en thérapeutique. Quoi qu'il en soit, quelques exemplaires de ce mémoire, tirés séparément, furent promptement vendus; et M. Baillière, qui s'en était chargé, m'engage depuis long-temps à en faire une réimpression. J'ai cru devoir céder à sa demande; et c'est le mémoire dont il s'agit, tel qu'il a été imprimé dans les *Archives*, sauf quelques corrections de style, que je soumets de nouveau au jugement du lecteur. Je l'ai fait suivre de l'analyse d'un certain nombre de faits recueillis ultérieurement, d'ailleurs semblables à ceux qui y sont exposés, et qui permettront d'en mieux apprécier la valeur. Enfin, à cette analyse succèdent l'examen de la méthode que j'ai suivie, et quelques remarques relatives à un petit nombre d'ouvrages sur la saignée.

Le mémoire imprimé dans les *Archives*, l'analyse des faits nouveaux, puis l'examen de la méthode que j'ai suivie dans mes recherches, avec les remarques indiquées, formeront autant de chapitres.

RECHERCHES

SUR LES

EFFETS DE LA SAIGNÉE

DANS

QUELQUES MALADIES INFLAMMATOIRES.

CHAPITRE PREMIER.

RECHERCHES SUR LES EFFETS DE LA SAIGNÉE DANS QUELQUES MALADIES INFLAMMATOIRES.

Le résultat de mes recherches sur les effets de la saignée dans les inflammations, est si peu d'accord avec l'opinion commune, que ce n'est pas sans une sorte d'hésitation que je me décide à les publier. Après avoir analysé une première fois les faits qui y sont relatifs, j'ai cru m'être trompé, et j'ai recommencé mon travail; mais les résultats de cette nouvelle analyse restant les mêmes, il ne m'a plus été possible de mettre en doute leur exactitude; et je vais les exposer tels que la première me les avait donnés.

Sans doute ces résultats paraîtront peu satisfaisans; mais qu'importe, s'ils sont vrais, puisque tout ce qui a ce caractère ne peut manquer, en définitive, d'avoir une utilité réelle.

Il convient d'ailleurs de remarquer que les faits que j'ai recueillis ne sont ni assez nombreux, ni assez variés, pour que les conséquences qui en découlent puissent être considérées, dès aujourd'hui, comme des lois invariables; et mon but, en les publiant, a été principalement d'appeler de nouveau l'attention des observateurs, sur les effets de la saignée dans le traitement des phlegmasies.

La pleuropneumonie, l'érysipèle de la face et l'angine, étant les inflammations que j'ai observées le plus grand nombre de fois, c'est sur elles seulement que ces recherches ont dû porter.

ARTICLE PREMIER.

Effet des émissions sanguines dans la pleuropneumonie.

Les sujets dont je vais étudier l'histoire sont au nombre de soixante-dix-huit. Vingt-huit d'entre eux ont succombé; et tous étaient dans un état de santé parfaite au moment où les premiers symptômes de la maladie se sont développés. (1)

Des cinquante sujets qui ont guéri, trois furent saignés dès le premier jour de l'affection; autant le deuxième, six le troisième, onze le quatrième, six le cinquième, cinq le sixième, six le septième, autant le huitième, quatre le neuvième; et la durée moyenne de la maladie fut, dans l'ordre indiqué, de 12, 10, 18, 19, 22, 20, 17 et 23 jours. Mais le tableau suivant fera mieux saisir le rapport de la durée de l'affection avec l'époque où la première saignée a été faite.

---

(1) J'ai encore recueilli de 1821 à 1827, quarante-cinq histoires de pneumonie ou de pleuropneumonie; mais relatives à des sujets dont l'affection s'était développée dans des circonstances différentes; c'est-à-dire, chez des personnes déjà malades, atteintes, depuis un certain temps, de catarrhe pulmonaire; et j'ai cru devoir écarter ces faits de mon analyse, pour que tout fût comparable. Aucun autre fait n'en a été écarté : de manière que j'ai réellement fait une énumération complète, ou l'analyse de tous les faits de même espèce que j'ai recueillis.

1		2		3		4		5		6		7		8		9 (1)	
10	3	7	3	19	3	14	3	28	2	13	1	24	2	19	2	35	4
12	2	10	2	29	3	12	2	17	3	16	2	12	4	12	1	11	2
14	2	12	2	20	2	15	2	40	2	23	3	19	2	18	1	17	2
				20		22	4	13	2	35	5	18	2	20	3	30	3
				16	3	12	4	21	2	17	2	15	2	13	2		
				17	4	21	2	13	2			27	2	21	2		
						25	3										
						28	4										
						40	2										
						16	2										
						12	4										
12	2/3	10	2 1/3	18	3	19	8	22	2	20	2 2/5	19	2 1/3	17	2	23	2

C'est-à-dire que si l'on pouvait établir une proposition générale à l'aide de ce petit nombre de faits, il faudrait en conclure que le traitement antiphlogistique, commencé les deux premiers jours d'une pneumonie, peut en abréger beaucoup la durée; tandis que, ces deux jours passés, il n'importe pas beaucoup de l'entre-

(1) Les chiffres placés au-dessus du tableau marquent le jour où la première saignée a été faite; ceux de chaque colonne indiquent, à gauche, le nombre de jours qu'a duré la maladie, à droite, le nombre des saignées faites; et ceux qui sont au bas de chaque colonne, montrent, dans les points correspondans, la durée moyenne de la maladie et la moyenne des saignées.

prendre un peu plus tôt ou un peu plus tard. Mais l'espèce d'opposition qui existe entre ces deux propositions, doit en faire soupçonner l'exactitude; et l'examen approfondi des faits montre effectivement, que l'influence de la saignée, pratiquée les deux premiers jours de la maladie, est moindre qu'elle ne semble l'être au premier abord; et qu'en général sa puissance est très limitée.

Déjà chez les sujets d'une même colonne, ou dont le traitement antiphlogistique a été commencé le même jour (à part ceux de la première et de la seconde colonnes), la durée de la maladie a offert les plus grandes variations; en sorte que parmi ceux de la quatrième colonne, les uns étaient convalescens le douzième jour, les autres (pour ne pas prendre les termes les plus divergens) les vingt-cinquième et vingt-huitième. Ce qu'on ne peut attribuer au degré de l'affection, qui était le même; ou à la différence du traitement, qui fut également énergique et dirigé par le même médecin. D'où il semble résulter rigoureusement, que chez les sujets dont j'analyse l'histoire, l'utilité de la saignée a eu des bornes assez étroites.

Des différences non moins considérables dans la durée de l'affection auraient sans doute eu lieu chez les sujets saignés dans les premières vingt-quatre ou quarante-huit heures, si le nombre en eût été plus grand. Et, dans la même supposition, la différence de la durée moyenne de la pneumonie, chez les sujets saignés les deux premiers jours et chez ceux qui ne l'ont été qu'à une époque plus éloignée du début, aurait été au contraire moins considérable. De manière qu'on s'approcherait davantage de la vérité, qu'on connaîtrait mieux la différence réelle apportée dans la marche de l'affection par la plus ou moins grande promptitude avec laquelle on a eu recours aux émissions sanguines, en prenant la durée moyenne de la maladie, d'une part, chez les sujets saignés dans les quatre premiers jours; et, de l'autre, chez ceux qui ne l'ont été que du cinquième au neuvième inclusivement. Et alors la durée moyenne de la pneumonie serait de dix-sept jours chez les premiers, et de vingt chez les seconds.

Mais la moyenne donnée par le tableau, est probablement encore un peu trop favorable aux malades saignés dans les deux premiers jours, pour une nouvelle raison; savoir : que n'ayant commis aucune erreur de régime avant les émissions sanguines, ces malades étaient dans les circonstances les plus favorables au traitement;

ce qui n'était pas pour ceux dont la première saignée fut faite à une époque plus éloignée, et parmi lesquels, plusieurs, dans chaque groupe, avaient commis des erreurs de régime, pris des boissons fortes, du vin chaud sucré, un ou plusieurs jours de suite, en quantité plus ou moins considérable; quelquefois même de l'eau-de-vie. La durée de leur affection a dû en être augmentée.

L'âge n'eut point d'influence appréciable, toutes choses égales d'ailleurs, sur cette durée; car il était à-peu-près le même, terme moyen, chez les sujets saignés, pour la première fois, avant le quatrième jour, et chez ceux qui ne le furent qu'après cette époque; trente-trois ans chez les premiers, et près de trente-six chez les autres. Fait qui ne me paraît pas devoir être érigé en loi cependant, l'âge ayant certainement une influence fâcheuse sur l'issue de la pneumonie.

Toutefois, en adoptant les précédentes remarques sur les causes qui ont dû, indépendamment de l'époque à laquelle la première saignée a été faite, amener des différences dans la durée moyenne de l'affection, on dira peut-être que la pneumonie était moins grave dans les cas où la première émission sanguine eut lieu tardivement, que dans ceux où la veine fut ouverte les premiers jours de l'affection; que c'est sans doute pour cette raison que les malades tardèrent à invoquer les secours de la médecine; qu'ainsi, les circonstances défavorables à la prompte terminaison de la maladie, se trouvaient compensées. Mais en appréciant, avec toute l'exactitude dont je suis capable, les symptômes éprouvés par les malades au début de leur affection et à leur entrée à l'hôpital, j'ai trouvé des cas de péripneumonie forte ou faible en proportion presque égale, chez les différens groupes de sujets: en sorte qu'à supposer quelque erreur de ma part, elle ne saurait être assez grave pour influencer beaucoup les résultats indiqués, et faire rejeter les conséquences tirées des faits analysés. Les médecins qui fréquentent peu les hôpitaux, ou qui donnent rarement des soins à la classe ouvrière, croiront peut-être difficilement ce qui vient d'être dit: mais ceux qui se trouvent dans des circonstances différentes, savent que, soit par apathie, soit par répugnance pour les hôpitaux, les malades n'y entrent souvent que fort tard, alors même que leurs maladies ont eu beaucoup d'intensité dès le début.

Peut-être aussi croira-t-on que j'ai fixé le début et la terminaison de la pneumonie d'après des bases peu sûres, et que sa durée moyenne en aura encore été altérée. Mais j'ai prévenu, ce me semble, les objections légitimes à cet égard, en fixant, pour tous les sujets; d'une part, le début de l'affection à l'époque où ils ont éprouvé un mouvement fébrile plus ou moins violent, promptement suivi ou accompagné de douleurs à l'un des côtés de la poitrine, ou de crachats rouillés; ces deux symptômes paraissant à-la-fois ou à des distances très rapprochées: et de l'autre, en plaçant la convalescence à l'époque où les malades ont commencé à prendre quelques alimens légers; trois jours au moins après la cessation du mouvement fébrile; les symptômes locaux n'étant pas encore dissipés dans tous les cas. C'est-à-dire qu'alors la percussion de la poitrine n'était pas toujours parfaitement sonore dans la partie correspondante au poumon qui avait été affecté, ni la respiration très pure; l'oreille découvrant encore, çà et là, quelques craquemens et des traces de crépitation. Faibles restes d'un état pathologique très grave, qui se dissipèrent dans la convalescence, et avec d'autant plus de rapidité que le traitement antiphlogistique avait été commencé plus tôt.

Enfin, le lecteur se demandera sans doute si la saignée a été le seul moyen de traitement un peu énergique mis en usage; et, dans le cas où on en aurait employé d'autres, si ces nouveaux moyens n'auraient pas eu quelque influence sur la durée moyenne de la maladie; s'ils n'auraient pas nui aux bons effets de la saignée. A cela je répondrai que des vésicatoires furent appliqués à un certain nombre de sujets; mais ces vésicatoires n'eurent pas d'influence appréciable sur la marche de l'affection, comme nous le verrons plus loin, au chapitre suivant : de manière qu'il reste démontré que les émissions sanguines n'ont eu qu'un effet très borné sur le cours de la pneumonie des sujets qui nous occupent. (1)

Les faits relatifs aux sujets qui ont succombé, confirment ces conclusions, et semblent resserrer encore davantage les limites d'utilité de la saignée. En effet, des vingt-huit individus dont il s'agit, dix-huit furent saignés dans les quatre premiers jours de la maladie, neuf du cinquième au neuvième; et si l'on réunit, d'un côté, tous les malades qui ont été saignés pour la première fois, dans les quatre premiers jours de la pneumonie, quelle qu'ait été d'ailleurs sa terminaison; de l'autre, tous ceux qui ont été saignés plus tard : on a, dans l'ordre indiqué, d'une

(1) La quantité de sang tirée à chaque saignée, était de dix à quinze onces.

part, quarante-et-un sujets, parmi lesquels dix-huit, ou les trois septièmes environ, ont succombé; et de l'autre, trente-six, parmi lesquels neuf, ou la quatrième partie seulement, ont eu le même sort. Résultat effrayant, absurde en apparence; et dont l'explication se trouve, jusqu'à un certain point, dans le tableau suivant, qui indique à-la-fois, pour chaque colonne, de gauche à droite; la durée de la maladie, le nombre de saignées faites, et l'âge des sujets qui ont succombé : tandis que le chiffre placé au-dessus marque le jour où la première saignée a été pratiquée.

1	2	3	4	5	6	7	8	9
6 5 18	53 5 65	4 1 57	29 2 19	16 4 58	62 4 20	20 2 68	25 1 40	22 1 50
	12 3 60	16 2 54	29 4 46	8 2 63	10 2 40			
	8 2 65	6 3 30	12 1 85	9 4 24	29 3 24			
	12 1 55	6 4 47	15 3 37					
	47 7 75	47 2 75	17 1 67					
		11 4 45	20 3 22					
6 5	20 3	15 3	18 2 1,3	64 3	23 3	20 2	25 1	22 1

On voit, en effet, que les malades saignés dans les quatre premiers jours de la maladie, étaient, à part celui de la premiere colonne qui n'avait que dix-huit ans, plus âgés que ceux dont le traitement antiphlogistique ne fut commencé qu'après cette époque, dans la proportion de cinquante-et-un à quarante-trois ans : différence qui, sans être très considérable relativement à son effet présumé, a pu avoir une grande influence sur l'issue de la maladie. A la vérité, la différence dont il s'agit, celle de l'âge, est beaucoup moindre si l'on réunit, d'une part, tous les sujets saignés dans les quatre premiers jours ; de l'autre, tous ceux qui l'ont été plus tard ; que ces sujets aient succombé ou guéri : car alors on a, pour l'âge moyen des premiers, quarante-et-un ans, et pour celui des seconds, trente-huit. Mais cela n'empêche pas que le nombre des malades saignés le premier jour, qui avaient dépassé cinquante ans, ne fût presque deux fois plus considérable que celui des sujets du même âge qui furent saignés plus tard ; ce qui a dû avoir une grande influence sur la mortalité.

Mais il ne suffit pas d'avoir étudié l'effet des émissions sanguines sur la marche et sur la terminaison de la pneumonie ; il faut encore rechercher quelle a été leur influence sur chacun de ses symptômes en particulier. Commençons par la douleur.

La *douleur* ne fut jugulée par la saignée dans

aucun des cas où celle-ci fut pratiquée dans les quatre premiers jours de la maladie. Elle augmenta généralement, au contraire, pendant les douze ou vingt-quatre heures qui suivirent; et sa durée moyenne, ordinairement proportionnée à celle de la maladie, fut de six jours, chez les sujets saignés dans les quatre premiers; de huit et une fraction, chez ceux dont la veine ne fut ouverte que plus tard. Elle céda plus promptement à la saignée locale qu'à la saignée générale.

La durée moyenne des *crachats visqueux, rouillés, ou marmelade d'abricots, et demi-transparens*, varia comme celle de la douleur, ou à-peu-près: étant de cinq jours chez les sujets saignés dans les trois premiers, de six chez ceux qui le furent dans les trois suivans, de sept dans les cas où la saignée fut faite du septième au neuvième jour inclusivement.

Le caractère des crachats devenait plus saillant après la saignée, dans la majeure partie des cas où elle fut pratiquée à une époque voisine du début. Il s'effaçait, au contraire, et il devenait beaucoup moins évident, le lendemain de l'émission sanguine, dans ceux où elle avait été prescrite à une époque éloignée. Ce qu'on ne peut expliquer, ce me semble, que parce que la maladie touchait à son terme naturel dans ce dernier, et qu'elle en était plus ou moins éloignée dans les autres. Fait important, qui explique la différence des effets de la saignée dans des circonstances qui ne sont semblables qu'en apparence, et qui indique, avec beaucoup d'autres du même genre, qu'on ne jugule probablement pas les inflammations, comme on le croit assez généralement.

Pour ce qui est de la *crépitation*, de la *résonnance de la voix*, de l'*égophonie* ou de l'*obscurité du son de la poitrine*, leur durée ordinaire variait comme celle des symptômes précédens; et elles furent encore plus prononcées, pendant un ou plusieurs jours après la première saignée, qu'elles ne l'avaient été jusque-là; quand cette saignée fut faite peu après le début : tandis qu'elles diminuèrent rapidement après la première émission sanguine, quand celle-ci eut lieu plus tard; au moins dans la majorité des cas.

L'*accélération du pouls* persista encore quatre, cinq, six, sept jours et plus, après la première saignée, quand elle fut faite du premier au sixième jour de l'affection. Quelquefois même, elle augmenta d'un jour à l'autre entre, deux émissions sanguines. L'effet de la saignée sur le pouls paraissait plus marqué, quand on la pratiquait au-delà du terme indiqué. C'est-à-dire que dans un assez grand nombre de cas de cette espèce, le pouls devenait calme, trois jours après l'ouverture de la veine; bien plus rarement après quatre à cinq jours. Ce qui tenait, à n'en pas douter, comme je l'ai dit pour la matière de l'expectoration, à ce que dans ces derniers cas les saignées avaient été faites à une époque voisine de celle où le pouls, d'après la marche naturelle de la maladie, devait reprendre son calme habituel.

Comme la vitesse du pouls, *la chaleur et les sueurs* ne diminuèrent promptement, après les émissions sanguines que quand celles-ci eurent lieu à une certaine distance du début. Les sueurs persistèrent plus que la chaleur, et eurent une durée proportionnément plus considérable que les autres symptômes, chez les sujets qui ne furent saignés, pour la première fois, que six jours après le début de l'affection.

Ainsi, l'étude des symptômes généraux et locaux, la mortalité et les variations de la durée moyenne de la pneumonie, suivant l'époque à laquelle les émissions sanguines furent commencées; tout dépose des bornes étroites de l'utilité de ce moyen de traitement, dans la pneumonie. En obtiendrait-on de plus grands résultats, si, comme c'est assez d'usage en Angleterre, on portait la première saignée des pneumoniques jusqu'à la syncope? Cette pratique mérite d'être éprouvée; mais son grand succès me semble douteux; vu que plusieurs des malades dont j'ai recueilli l'histoire et qui ont succombé, furent assez largement saignés, entre autres celui dont la première évacuation sanguine eut lieu le premier jour de l'affection, et qui n'en mourut pas moins le sixième; la veine ayant été ouverte cinq fois, et la quantité de sang perdue, de douze à seize onces chaque fois.

ARTICLE II.

Effet des émissions sanguines dans l'érysipèle de la face.

De trente-trois sujets atteints d'érysipèle de la face, et qui tous étaient dans un état de santé parfaite, au moment où ils furent atteints de cette maladie, vingt-et-un furent saignés. La durée moyenne de l'affection fut de sept jours un quart chez l'un d'eux, et de huit chez les autres. C'est-à-dire, qu'après cette époque, l'érysipèle cessa de s'étendre; que les symptômes locaux, la rougeur, la dureté et l'épaississement de la peau, diminuèrent. Il semble donc que, dans les cas dont il s'agit, les émissions sanguines ont abrégé la durée de la maladie de trois quarts de jours. Car je puis faire abstraction de deux autres moyens de traitement qui furent employés de la même manière, chez presque tous les malades saignés et non saignés; je veux parler des évacuans et des pédiluves sinapisés.

On croira peut-être que la différence n'a été si peu considérable entre les deux ordres de sujets qui nous occupent, que parce que la maladie était grave et étendue chez les uns, médiocre ou légère, et très limitée chez les autres. Mais il n'en a pas été ainsi; et chez les sujets saignés, comme chez ceux qui ne le furent pas, l'érysipèle offrit plusieurs degrés; de manière que, sous ce rapport, il y avait presque égalité entre eux. Ce qui fit obstacle aux saignées, c'est, ou l'arrivée tardive des malades à l'hôpital, ou le peu d'intensité du mouvement fébrile qu'ils présentaient; en sorte qu'on a cru pouvoir se borner, pour eux, aux dérivatifs. J'ajouterai que quelques sujets saignés, le furent avant d'avoir été soumis à mon observation, et qu'il n'est pas à présumer que le mouvement fébrile ait été considérable chez tous ceux qui furent dans ce cas.

Au reste, les détails dans lesquels je vais entrer, donneront aux faits dont il s'agit leur valeur réelle, en les montrant, pour ainsi dire, sous une autre forme.

Les vingt-et-un malades saignés, ne le furent pas tous à la même époque. Chez l'un d'eux, c'était un étudiant en médecine, âgé de plus de trente ans et d'une constitution forte, une première émission sanguine eut lieu le premier jour de la maladie, et l'érysipèle ne fut stationnaire, ne commença à diminuer, que huit jours après son début. Les autres malades furent saignés les deuxième, troisième, quatrième, cinquième et sixième jours de l'affection; et la durée moyenne de celle-ci fut, pour chacun de ces groupes et dans l'ordre indiqué, de sept jours, de six, de sept et trois quarts, de sept et demi, et de sept jours un quart. C'est-à-dire à-peu-près toujours la même, à quelque époque que la première saignée ait été pratiquée. Ce qui n'a pu avoir lieu, que parce que la marche de l'érysipèle de la face est presque constamment uniforme, et que les émissions sanguines n'ont sur elle que fort peu d'influence; sans quoi cette influence eût été très sensible chez les sujets saignés dans les deux ou dans les trois premiers jours de l'affection. Il est même à remarquer que la majeure partie des sujets dont les symptômes locaux offrirent le plus d'intensité, furent saignés dès le deuxième ou le troisième jour de la maladie, et au moins deux fois. Et si l'on ne peut pas en conclure que la saignée a été nuisible, dans ces cas, au moins faut-il reconnaître que son utilité n'est pas démontrée.

On pensera peut-être que si, au lieu de recourir à la lancette, on eût appliqué des sangsues dans le voisinage de la partie enflammée, ou sur cette partie même, on aurait obtenu, des émissions sanguines, des succès plus marqués. Mais les faits ne s'accordent pas avec cette hypothèse. Car chez six sujets auxquels on appliqua des sangsues, près de la partie malade, les deuxième, troisième et quatrième jours de l'affection (trois d'entre eux furent encore saignés le lendemain, et l'un d'eux le jour même du début); chez ces sujets, dis-je, la durée moyenne de l'érysipèle fut de huit jours un quart; plus considérable par conséquent que chez les autres. Ce que je n'attribuerai certainement pas aux sangsues; mais j'en conclurai, du moins, que leur influence sur la marche de l'érysipèle n'est pas telle qu'on l'a prétendu; qu'il est même douteux qu'elles aient le faible degré d'utilité de la saignée générale.

On objectera peut-être encore aux conséquences qui me paraissent découler rigoureusement des faits, que les malades atteints d'érysipèle de la face éprouvent assez ordinairement un soulagement réel, ont le visage beaucoup moins rouge, pendant la saignée, ou immédiatement après, qu'avant. Ce soulagement et cette pâleur de la face ont effectivement lieu quelquefois; mais ils sont momentanés, et les sujets qui les éprouvent ne guérissent pas plus rapidement que les autres. De manière que la seule conséquence à tirer de ce fait, c'est qu'il ne faut pas confondre les effets immédiats et les effets thérapeutiques, à proprement parler, des médicamens.

D'ailleurs, comme on l'a déjà vu pour la pneumonie, on s'explique très bien comment l'utilité des émissions sanguines dans l'érysipèle de la face a été exagérée, en considérant ce qui eut lieu dans quelques cas où la saignée fut faite à une époque éloignée du début. En effet, chez trois sujets dont la veine fut ouverte au sixième jour de la maladie seulement, il y eut, dès le lendemain, une amélioration remarquable dans tous les symptômes; et cette amélioration fit des progrès rapides. Mais qui ne voit que dans ces cas, l'érysipèle étant voisin de son terme le plus ordinaire, au moment où la saignée fut pratiquée, il n'y a peut-être eu, dans l'amélioration indiquée, qu'une simple coïncidence; et que tout ce qu'on peut présumer, avec quelque fondement, en faveur de l'émission sanguine, c'est qu'elle aura diminué la durée de l'affection d'une demi-journée, ou de trois quarts de journée. Nouvelle preuve de la nécessité d'avoir une connaissance exacte de la marche naturelle des maladies, pour apprécier, à leur juste valeur, l'action des agens thérapeutiques.

Sans m'appesantir sur l'état des symptômes généraux à la suite des émissions sanguines, je remarquerai que dans la troisième partie des cas dont il s'agit, le pouls perdit sa fréquence un jour avant le commencement de la marche rétrograde de l'affection, celle-ci étant alors dans son état, comme on dit. Fait qui n'est pas sans importance, relativement aux affections inflammatoires des organes profondément situés, dont les progrès et le déclin sont ordinairement appréciés par le pouls; puisqu'il indique la nécessité d'attendre au moins trois ou quatre jours après le retour du calme de la circulation, avant d'affirmer que l'inflammation ne laisse plus que de faibles traces dans l'organe malade.

ARTICLE III.

De l'effet des émissions sanguines dans l'angine gutturale.

J'ai recueilli trente-cinq cas d'angine gutturale, chez des sujets parfaitement bien portans jusque-là. Chez douze d'entre eux, la maladie fut très légère, se dissipa spontanément, ou à-peu-près, en quatre ou cinq jours; et je les écarte de mon analyse, afin que tout soit comparable, sous le point de vue qui nous occupe. Le nombre de mes observations ainsi réduit, la proportion des cas d'angine forte ou faible est presque la même parmi les sujets qui ont été saignés et parmi ceux qui ne l'ont pas été. Chez tous l'inflammation des amygdales a eu lieu, a été primitive, en apparence du moins, et compliquée, ou de l'inflammation du pharynx, ou de celle du voile du palais et de la voûte palatine; de ces deux dernières, dans la grande majorité des cas.

Sur les vingt-trois sujets dont il s'agit et dont l'angine a été plus ou moins forte, treize ont été saignés. La durée moyenne de l'affection fut de neuf jours chez ces malades; de dix jours un quart chez les autres. Et, comme le reste du traitement fut le même chez ces deux ordres de sujets (*pédiluves sinapisés, gargarismes adoucissans, cataplasmes autour du cou*), cette différence ne peut être attribuée, ce me semble, qu'aux émissions sanguines, ou à leur défaut.

L'examen détaillé des faits confirme cette

proposition. Ainsi, la durée moyenne de la maladie fut de huit jours et demi, dans deux cas où l'on appliqua des sangsues au cou dès le début; les symptômes ayant diminué le huitième jour chez un des sujets, et le neuvième chez l'autre. Elle fut de sept jours et demi chez deux malades saignés au troisième jour de l'affection, qui fut néanmoins à-peu-près aussi intense que chez les premiers; de dix, neuf, et dix jours et demi, chez ceux qui furent saignés, les cinquième, sixième et neuvième jours. Ce qui n'aurait pu avoir lieu, si les émissions sanguines avaient une grande influence sur la marche de l'angine gutturale. Il est même à remarquer qu'un des cas où la maladie eut le plus de durée (dix jours), est relatif à un sujet auquel on appliqua des sangsues les premier et quatrième jours de l'affection, en petit nombre il est vrai; mais en grande quantité les cinquième et sixième (vingt-cinq chaque fois); que dans un autre où la saignée fut faite de la même manière et abondante (quinze onces), aux troisième et sixième jours de la maladie, les symptômes ne diminuèrent qu'au onzième; qu'il en fut à-peu-près de même dans un troisième cas où l'on appliqua, le sixième jour de l'angine, vingt sangsues, qu'on fit suivre d'une saignée copieuse du bras, dans la soirée.

Sans doute l'angine était forte chez les trois derniers malades, et l'on croira pouvoir expliquer l'excès de sa durée, par son intensité. Je crois l'explication excellente; mais qu'en conclure, sinon que l'influence de la saignée sur la marche de l'angine, est extrêmement bornée?

Les mêmes faits doivent aussi faire naître des doutes, sur la grande utilité des sangsues appliquées à l'épigastre dans la gastrite, ou sur toute autre partie de l'abdomen, dans les points correspondans aux viscères présumés malades. Comment, en effet, accorder beaucoup de confiance aux préceptes *à priori* qu'on donne généralement à ce sujet, quand les sangsues appliquées le plus près possible de l'organe affecté, dans l'érysipèle et dans l'angine gutturale, n'ont qu'une action si légère, qu'elle est beaucoup moins évidente que celle de la saignée générale?

Signalons encore un fait important par son analogie avec ceux qui ont été rapportés plus haut, savoir : que dans deux cas où la saignée fut faite les sixième et neuvième jours de l'affection, les symptômes de l'angine furent beaucoup moindres le lendemain et le surlendemain, comme si les émissions sanguines eussent eu beaucoup d'influence dans ces deux cas; mais bien plutôt, sans doute, et presque uniquement, parce que l'affection était voisine de son terme naturel, au moment où la veine fut ouverte.

Il résulte des faits exposés dans ce chapitre, que la saignée n'a eu que peu d'influence sur la marche de la pneumonie, de l'érysipèle de la face et de l'angine gutturale, chez les malades soumis à mon observation; que son influence n'a pas été plus marquée dans les cas où elle a été copieuse et répétée, que dans ceux où elle a été unique et peu abondante; qu'on ne jugule pas les inflammations, comme on se plaît trop souvent à le dire; que, dans les cas où il paraît en être autrement, c'est sans doute, ou parce qu'il y a eu erreur de diagnostic, ou parce que l'émission sanguine a eu lieu à une époque avancée de la maladie, quand celle-ci était voisine de son déclin; qu'il serait bon néanmoins d'essayer, dans les maladies inflammatoires dont le péril est imminent, la péripneumonie, par exemple, si une première saignée, poussée jusqu'à la syncope, de vingt-cinq à trente onces et plus, n'aurait pas un plus grand succès; qu'enfin, dans les cas où j'ai pu comparer l'effet de la saignée par la lancette, avec l'effet qu'on peut attribuer aux sangsues, la supériorité du premier moyen m'a paru démontrée.

J'ajouterai que, malgré les bornes de leur utilité, les émissions sanguines *ne peuvent pas être négligées dans les maladies inflammatoires graves, et qui ont pour siège un organe important;* soit à raison de leur influence sur l'état de l'organe malade; soit parce qu'en abrégeant la durée de l'affection, elles diminuent les chances des lésions secondaires, qui en augmentent le péril; que les maladies inflammatoires ne pouvant être jugulées, on ne doit pas multiplier les saignées, dans l'intention d'atteindre ce but imaginaire; qu'il ne faut pas oublier d'ailleurs qu'un certain degré de force est nécessaire à la résolution de l'inflammation, puisqu'elle est d'autant plus grave et environnée de dangers, que les sujets sont plus faibles, et que cette faiblesse favorise aussi le développement des maladies secondaires; qu'enfin, l'utilité des saignées générales étant mieux démontrée, par mes observations, que celle des saignées locales, la lancette paraît devoir être préférée aux sangsues, dans les maladies dont il vient d'être question.

CHAPITRE II.

FAITS NOUVEAUX, RELATIFS A L'EFFET DES EMISSIONS SANGUINES DANS LES MALADIES AIGUES.

Depuis la publication du mémoire qui fait le sujet du chapitre précédent, j'ai observé, à l'hôpital de la Pitié, un grand nombre de malades atteints de pneumonie, d'érysipèle de la face, ou d'angine gutturale; et bien que, dans les phlegmasies du parenchyme pulmonaire, j'aie assez fréquemment fait faire des saignées de vingt à vingt-cinq onces et au-delà, ou jusqu'à la syncope; je n'ai vu ces phlegmasies jugulées dans aucun cas. Je crois même que les émissions sanguines, quoique généralement plus larges que celles qui étaient d'usage à l'hôpital de la Charité, à l'époque où j'y observais, n'ont pas eu un succès beaucoup plus marqué. Mais ces propositions générales, fondées sur des faits confiés, pour la plupart, à la mémoire, ont trop peu de valeur pour y attacher quelque importance; et au lieu de disserter, d'une manière vague, sur le traitement de quarante cas d'érysipèle de la face, et de cent cinquante cas de pneumonie, qui sont passés sous mes yeux, depuis quatre ans, je me bornerai à donner au lecteur l'analyse des faits relatifs à ces deux affections que j'ai recueillis avec soin, lors de mes conférences cliniques, de 1830 à 1833.

ARTICLE Ier.

Faits relatifs au traitement de la pneumonie.

Ces faits sont au nombre de vingt-neuf; quatre sont relatifs à des individus qui ont succombé; vingt-cinq à des sujets qui ont guéri et quitté l'hôpital parfaitement bien portans.

Tous ces malades jouissaient d'une excellente santé, au moment où les premiers symptômes de la pneumonie se déclarèrent.

Aucun doute ne peut s'élever sur le caractère de leur affection, tous ayant expectoré des crachats rouillés, visqueux, demi transparens; tous ayant offert le râle crépitant dans un espace variable, la respiration bronchique, la broncophonie avec un son plus ou moins obscur de la poitrine, dans le point correspondant.

Des vingt-cinq sujets qui ont guéri, aucun ne fut saigné le premier jour de la maladie. La première émission sanguine leur fut pratiquée aux deuxième, troisième, quatrième, cinquième, sixième et septième jours de l'affection; à une exception près, relative à un sujet dont la convalescence eut lieu au vingt-deuxième jour, et qui ne fut pas saigné avant le quatorzième. Et la pneumonie dura, terme moyen, dans l'ordre indiqué, quatorze, dix-huit, quatorze, quinze, dix-neuf, dix-huit et vingt-deux jours, ainsi que le tableau suivant l'indique.

2			3			4			5			6			7			14(1)		
15	2	28	11	2	30	14	2	32	9	1	15	25	1	20	11	2	34	22	1	16
16	3	4	27	2	30	19	2	24	28	2	30	21	1	20	19	2	37			
11	3	50	28	2	25	14	2	27	11	1	20	12	2	30	18	2	38			
			9	1	18	12	2	35							24	1	12			
						13	2	30							21	2	30			
						15	2	24												
14		45	18		23	14	1,2	30	15	1,3	22	19	1,3	23	18	3,5	30	22		16

C'est-à-dire qu'au premier abord il semblerait assez indifférent que les malades atteints de pneumonie, soient saignés, pour la première

(1) Les chiffres placés au-dessus du tableau indiquent le jour où la première saignée a été faite : ceux de chaque colonne, de gauche à droite, le nombre de jours qu'a duré la maladie, le nombre de saignées faites, la quantité de sang tiré. Enfin, les chiffres soulignés indiquent que les malades auxquels ils appartiennent, ont pris du tartre stibié à haute dose.

foi, les deuxième, quatrième et cinquième jours de la maladie; puisque sa durée moyenne a été à-peu-près la même, pour les trois groupes de sujets saignés à différentes époques. Néanmoins, en réunissant, d'un côté, ceux qui ont été saignés, pour la première fois, du deuxième au quatrième jour inclusivement; de l'autre, ceux qui l'ont été ensuite; on trouve que la durée moyenne de la maladie a été de quinze jours et demi pour les premiers, de dix-huit jours un quart pour les seconds. D'où il semblerait naturel de conclure que l'influence de la saignée faite à une époque plus ou moins rapprochée au début de la maladie, a été un peu plus marquée chez les sujets dont il sagit, que chez ceux dont l'histoire fait l'objet du premier chapitre; et dont la durée moyenne de la maladie fut dix-sept jours et demi et vingt jours.

Cette différence, quoique légère, est digne de remarque, en ce qu'elle existe chez les deux groupes de sujets; chez ceux qui furent saignés pour la première fois dans les quatre premiers jours de la maladie, et chez ceux qui furent saignés plus tard; ce qui semble indiquer qu'elle n'est pas l'effet du hasard. Elle est encore remarquable à un autre titre; en ce qu'aucun des sujets traités à la Pitié ne fut saigné le premier jour de l'affection; que ces sujets se trouvaient, par cette raison, dans une position un peu moins favorable que ceux de la Charité, dont trois furent saignés le premier jour de la pneumonie.

La différence qui nous occupe tiendrait-elle à ce que les premières saignées faites aux malades traités à la Pitié, furent un peu plus copieuses que celles qui furent faites, à la même époque, à l'hôpital de la Charité? Nous reviendrons plus tard sur cette circonstance qui a dû nécessairement avoir quelque influence sur la durée de l'affection.

D'ailleurs la pneumonie ne m'a pas semblé plus grave, généralement, chez les sujets saignés avant le cinquième jour de la maladie, que chez ceux qui ne le furent qu'après cette époque; de manière qu'on ne saurait attribuer le peu d'effet des émissions sanguines pratiquées dans les premiers jours de l'affection, à sa violence.

Mais on dira, peut-être, que la saignée n'a pas été le seul moyen de traitement mis en usage, chez les sujets qui nous occupent, et que les autres agens thérapeutiques peuvent avoir nui aux bons effets de celui-ci. A quoi je répondrai qu'effectivement plusieurs des malades saignés dans les quatre premiers jours de l'affection prirent du tartre stibié à haute dose; mais qu'il en fut de même pour ceux dont la première saignée ne fut faite qu'après cette époque ; et, tout étant égal de part et d'autre, cette circonstance peut être négligée relativement à l'objet qui nous occupe. Que si quelque médecin, trop prévenu en faveur des effets de la saignée, imaginait que la durée de la maladie aurait été moindre, généralement, si le tartre stibié n'eût pas été associé aux émissions sanguines ; je lui ferais remarquer que dans deux cas où ce médicament a été donné, l'affection n'a duré que onze jours ; qu'elle s'est prolongée au-delà de ce terme chez un des malades qui n'en prit pas, et qui fut saigné dès le deuxième jour de sa pneumonie. Je l'engagerais à attendre le développement ultérieur des faits, desquels il me semble résulter, que loin d'avoir été nuisible, le tartre stibié a été très utile à nos malades.

Ce qui a pu en imposer aux praticiens, et leur faire croire qu'il était facile de juguler l'inflammation pulmonaire, à son début, au moyen de larges saignées; c'est que dans quelques cas, peu communs, à la vérité, la saignée, pratiquée à cette époque, est suivie d'une amélioration considérable dans les symptômes généraux et dans quelques symptômes locaux, la douleur et la dyspnée. Mais les autres accidens persistent et même augmentent d'intensité et d'étendue après la première saignée, si elle a été pratiquée à une époque rapprochée du début. Et si alors on n'examine pas le malade avec soin, on croit avoir jugulé une maladie dont on n'a réellement beaucoup diminué que le mouvement fébrile et quelques autres symptômes. J'ai recueilli un exemple remarquable de ce fait, l'année dernière. Je veux parler d'un jeune homme d'une constitution assez forte, malade depuis moins de vingt-quatre heures quand il fut admis à l'hôpital de la Pitié, et ayant alors tous les symptômes de la pneumonie; une dyspnée extrême, beaucoup de douleur au côté gauche, la respiration précipitée, le pouls très accéléré (plus de cent dix pulsations), la chaleur élevée. Il ne pouvait se tenir qu'à son séant; ses crachats étaient rouillés, visqueux, demi-transparens; le son du thorax un peu obscur en arrière, inférieurement, où l'on entendait, à-la-fois, du râle crépitant, une respiration confuse, ou comme bronchique, dans quelques points, de la broncophonie sans égophonie. Le malade fut saigné du bras jusqu'à la syncope, peu après son arrivée, et perdit vingt-cinq onces de sang. Bientôt après il éprouva un grand soulagement, et, le lendemain, la diminution des accidens généraux était telle, que plusieurs personnes qui assistaient à ma visite, croyaient avoir sous les yeux l'exemple d'une pneumonie jugulée. La douleur était beaucoup moindre que la veille, le pouls ne battait pas cent fois par minute, l'anxiété avait disparu, l'expression de la physionomie était naturelle. Cependant les crachats conservaient leur aspect caractéristique; l'obscurité du son et la broncophonie avaient lieu dans un espace plus considérable que la veille. Et cette obscurité du son, résultat de l'hépatisation imparfaite du tissu pulmonaire, ne pouvait être attribuée à un épanchement de liquide dans la plèvre; car on entendait une crépitation fine, très près de l'oreille, dans une partie de sa surface: et d'ailleurs l'obscurité du son qui s'était étendue vers le sommet, n'avait pas gagné en largeur; de manière que la pneumonie, loin d'avoir été jugulée par une première et copieuse saignée, avait pris plus de développement et d'étendue depuis: développement qui ne s'arrêta qu'au cinquième jour de la maladie, dont la convalescence (1) ne commença que du neuvième au dixième; comme on l'observe assez fréquemment chez des sujets saignés moins largement, à une époque plus

---

(1) La convalescence de ce sujet, et celle des malades dont il s'agit dans ce chapitre, ont été fixées d'après les bases indiquées dans le chapitre premier.

éloignée du début; et qui éprouvent un soulagement immédiat beaucoup moins marqué, des émissions sanguines.

Jusqu'ici donc les résultats qui découlent naturellement de l'étude des faits qui nous occupent, s'accordent parfaitement avec ceux qui ont été consignés dans le chapitre précédent.

Qu'ai-je besoin de rappeler qu'un excellent moyen de juguler les maladies, c'est de les confondre, ou bien de ne pas distinguer les époques de l'affection à laquelle on oppose tel ou tel moyen thérapeutique; comme je l'ai fait remarquer dans le chapitre précédent?

Etudions maintenant chaque symptôme en particulier, dans sa marche et dans sa durée; et voyons si l'accord dont il s'agit s'étendra jusque dans les détails.

La *douleur* ne fut jugulée par les émissions sanguines, dans aucun cas; elle ne fut même que très peu modifiée par la saignée générale, vingt-quatre heures après laquelle on la trouvait seulement un peu moins vive que la veille, chez la majorité des malades. Elle existait encore, au sixième jour de l'affection, chez un sujet qui fut saigné dès le deuxième; perdit, en quarante-huit heures, cinquante onces de sang par la lancette, en deux fois, et cinq à six onces, au quatrième jour, par l'application de vingt sangsues sur le point douloureux. Sa durée moyenne fut de sept jours et demi ; c'est-à-dire à-peu-près la même que chez les individus dont l'histoire précède ; soit dans les cas de pneumonie inférieure, soit dans ceux où la maladie affectait primitivement le lobe supérieur (1) ; et dans un de ces

(1) M. Andral est le premier, je crois, qui ait fait la remarque que la pneumonie du lobe supérieur était plus grave que celle du lobe inférieur. Il est vrai que parmi les individus qui meurent de pneumonie, l'inflammation du lobe supérieur est la plus fréquente; mais il n'y a ici qu'une simple coïncidence, et la pneumonie du lobe supérieur n'est la plus grave, en apparence, que parce qu'elle attaque principalement les vieillards. En effet, la troisième partie, environ, des sujets dont nous analysons l'histoire, dans ce chapitre, était atteinte d'une pneumonie supérieure, et avait, terme moyen, cinquante-quatre ans ; tandis que l'âge moyen de ceux dont le lobe inférieur était enflammé, était de trente-cinq ans seulement. D'un autre côté, un seul des sujets qui ont succombé, avait une pneumonie du lobe inférieur; et ces faits, qui sont conformes à tous ceux que j'ai observés depuis trois ans, ne peuvent guère laisser de doute sur l'exactitude de ma proposition.

D'ailleurs, la pneumonie du lobe supérieur étant, en quelque sorte, la pneumonie des vieillards, sa marche doit être un peu différente de celle du lobe inférieur, qui affecte de préférence les jeunes gens. Et en effet, la durée de la pneumonie du lobe supérieur, chez les sujets qui guérissent, surpasse celle du lobe inférieur, terme moyen, de trois jours; différence qui est encore à-peu-près la même pour chaque symptôme en particulier. Ce fait confirme ce que j'ai dit, dans le chapitre précédent, de l'influence présumée de l'âge sur la marche de l'affection.

derniers où le malade fut saigné jusqu'à la syncope, et perdit trente onces de sang au troisième jour de l'affection, la douleur était seulement un peu diminuée le lendemain.

Les *crachats* ne perdirent leur caractère pathognomonique dans aucun cas, le lendemain de la première saignée; même dans ceux qui viennent d'être cités, et dans lesquels cette première évacuation sanguine fut considérable d'ailleurs. La durée de ce caractère fut proportionnelle à celle de la maladie; en sorte que les crachats ne cessèrent complètement d'être caractéristiques, terme moyen, qu'au septième jour de la pneumonie, chez ceux qui furent saignés, pour la première fois, avant le cinquième; et au neuvième jour, chez ceux qui furent saignés plus tard. Et, comme cela a été remarqué pour les sujets du premier chapitre, l'influence des émissions sanguines sur les crachats, parut d'autant plus marquée, qu'elles étaient pratiquées, pour la première fois, à une plus grande distance du début : de manière que chez les malades saignés tardivement, ou après le quatrième jour, les crachats n'offraient plus rien de remarquable, vingt-quatre, quarante-huit, soixante-douze heures, après la première émission sanguine; tandis que chez ceux qui furent saignés plus tôt, leur caractère pathognomonique ne disparut jamais complètement avant trois jours, à compter de la première perte de sang. Différences qu'on ne peut expliquer, comme je l'ai dit, que parce que la maladie touchait à son terme naturel dans les premiers cas, et qu'elle en était plus ou moins éloignée dans les autres.

D'ailleurs, si la durée de l'affection fut très variable chez les sujets saignés le même jour; il en fut de même du caractère pathognomonique des crachats, qui persista, à divers degrés, pendant un espace de temps qui varia de quatre à onze jours, ou de sept à quatorze, chez les individus saignés avant ou après le cinquième jour, pour la première fois.

La *crépitation* persista plus long-temps que les deux symptômes dont il vient d'être question; de dix à quatorze jours, chez les sujets saignés avant le cinquième; de dix à dix-neuf, chez ceux qui furent saignés ensuite; terme moyen, douze jours pour les premiers, et quatorze pour les seconds. Elle ne fut jugulée dans aucun cas.

Le *bruit respiratoire* fut plus ou moins profondément altéré pendant dix-huit jours, terme moyen. L'altération de ce bruit, désignée par l'expression respiration bronchique, ne céda, dans aucun cas, à la premières aignée; et elle fut d'autant plus influencée par l'usage de ce moyen, qu'on y eut recours plus tardivement : en sorte qu'elle était beaucoup moins sensible que la veille, le lendemain d'une première saignée faite le sixième jour, et qu'une diminution analogue n'eut lieu, chez des individus saignés, pour la première fois, le deuxième et le troisième jour de la maladie, que trois jours après l'émission sanguine.

La *broncophonie*, qui tient aux mêmes causes que la respiration bronchique, suivit la même marche, eut la même durée.

L'*obscurité du son* eut lieu chez tous les malades, et persista, terme moyen, jusqu'au dix-neuvième jour de l'affection; en diminuant graduellement. Et si l'on en excepte deux sujets saignés au quatrième jour de la maladie, chez lesquels l'obscurité du son fut moindre, de beaucoup, le lendemain de l'ouverture de la veine que la veille; cette amélioration ne commença que de deux à cinq jours après la première saignée, et d'autant plus tardivement que cette opération fut pratiquée à une époque plus rapprochée du début.

Dans trois cas où la saignée fut faite le deuxième jour de la maladie, le *pouls* tomba, le lendemain, de cent vingt et cent pulsations par minute, à cent huit, quatre-vingt et quatre-vingt-seize. Mais le lendemain, après une seconde saignée, il battait cent quatre, cent huit, quatre-vingt-dix fois par minute; c'est-à-dire qu'il était tombé, après deux saignées, de quelques pulsations seulement.

Il en fut de même chez les sujets saignés le quatrième jour, pour la première fois, et chez lesquels l'amélioration du pouls fut nulle, ou momentanée, le lendemain. Mais dans la grande majorité des cas où la première saignée n'eut lieu qu'après le cinquième jour de l'affection, le pouls fut moins accéléré dès le lendemain; et cette amélioration persista en augmentant, par la suite.

Dans les cas dont il s'agit, comme dans ceux qui ont été analysés dans le chapitre précédent, la saignée n'a donc exercé une influence un peu marquée sur la marche des symptômes de la pneumonie, que quand elle a été pratiquée à une époque assez éloignée du début de cette maladie: et, sans doute, comme je l'ai déjà dit, parce qu'alors celle-ci était plus ou moins rapprochée de son terme naturel; tandis qu'elle en était plus éloignée dans les cas où les premières émissions sanguines furent pratiquées plus tôt. Et ces faits, comme ceux qui sont relatifs à la durée de la pneumonie, déposent des bornes étroites de l'utilité de la saignée, dans le traitement de cette affection.

Passons maintenant à l'étude des faits relatifs aux sujets qui ont succombé.

Des vingt-neuf sujets observés, quatre succombèrent, ainsi qu'on l'a vu plus haut; ou un septième. Proportion beaucoup moins considérable que celle indiquée pour les malades de la Charité, qui furent soumis à un traitement un peu différent, sur lequel je reviendrai tout-à-l'heure.

De ces quatre sujets, un seul fut saigné peu après le début, les troisième et quatrième jours de l'affection; et il mourut après cent dix heures de toute maladie. Les autres furent saignés, pour la première fois, après cette époque; deux, au cinquième jour de la pneumonie; le dernier, au huitième. Et chez celui-ci la terminaison funeste eut lieu au dix-neuvième jour; tandis que ce fut aux onzième et dix-septième, chez les deux autres. C'est-à-dire que la mortalité fut beaucoup plus considérable chez les sujets saignés, pour la première fois, après le quatrième jour de la maladie, que chez ceux qui l'ont été avant cette époque; la proportion des décès étant de 1/14 pour ceux-ci, et de 3/15 pour les autres.

Une conséquence naturelle de cette disproportion dans la mortalité, chez les sujets saignés, pour la première fois, avant le cinquième jour de l'affection, et chez ceux qui ne l'ont été qu'après cette époque; c'est qu'il est beaucoup plus important qu'on ne l'aurait cru, d'après l'histoire des malades qui ont guéri, de saigner peu après le début. Mais cette contradiction n'est qu'apparente, et elle disparaît par la considération de l'âge.

En effet, à l'inverse de ce qui eut lieu chez les malades dont il a été question au chapitre précédent, l'âge moyen des sujets dont il s'agit et qui furent saignés dans les quatre premiers jours de l'affection, était beaucoup moindre que celui des individus dont la première émission sanguine n'eut lieu qu'après cette époque; de manière que les premiers avaient trente-neuf ans et trois mois, les seconds quarante-sept ans huit mois. Il est encore digne de remarque, que l'âge du sujet saigné, dans les quatre premiers jours, et qui succomba, était quarante-et-un ans; et celui des trois autres qui furent saignés plus tard, soixante-et-un, soixante-dix, soixante-onze.

Le tableau suivant, dans lequel l'âge des malades qui ont succombé se trouve au-dessous de celui des malades qui ont guéri, ne laissera aucun doute à ce sujet dans l'esprit du lecteur. Le numéro placé au-dessus de chaque colonne indique le jour où la première saignée a été faite; dans chaque colonne le nombre placé à gauche marque la durée de la maladie; celui qui est à droite, l'âge du sujet : et les chiffres souslignés, les individus qui ont pris du tartre stibié.

2		3		4		5		6		7		9		14	
15	36	$\underline{11}$	60	$\underline{14}$	45	$\underline{9}$	18	$\underline{25}$	61	$\underline{11}$	24			$\underline{22}$	58
$\underline{16}$	30	27	19	$\underline{19}$	23	$\underline{28}$	41	$\underline{21}$	58	$\underline{19}$	22				
11	29	$\underline{28}$	66	$\underline{14}$	50	11	25	$\underline{12}$	67	$\underline{18}$	18				
		9	20	12	24					$\underline{24}$	62				
				13	42					$\underline{21}$	60				
				15	61										
		110 heures.	41			$\underline{11}$	71					$\underline{19}$	70		
						$\underline{17}$	61								

Evidemment, c'est à l'âge, bien plus qu'au retard apporté dans les premières émissions sanguines, qu'il faut attribuer la grande mortalité des sujets qui ne furent saignés que quatre jours après le début de la maladie. De manière que les conséquences qui découlent naturellement des faits que nous examinons, sous le rapport de l'effet de la saignée dans la pneumonie, s'accordent avec celles qui m'ont paru rigoureusement déduites des faits recueillis antérieurement à la Charité, pour montrer que l'influence des émissions sanguines sur la marche de la pneumonie, est beaucoup moindre qu'on ne le pense communément.

Mais à quoi attribuer la différence assez remarquable qui existe, sous le rapport de la mortalité, entre les sujets dont nous analysons l'histoire, et ceux qui sont l'objet du chapitre précédent? On ne saurait s'en prendre à l'âge; car la différence était légère entre les deux groupes, sous ce rapport, et à l'avantage des malades de la Charité, qui avaient, terme moyen, quarante ans, et les autres quarante-trois: j'entends ceux qui ont guéri et ceux qui ont succombé, réunis. On ne saurait imaginer, non plus, que les cas dans lesquels la saignée a été pratiquée, dans les quatre premiers jours, étaient proportionnément plus nombreux à la Pitié qu'à la Charité; les tableaux relatifs aux malades de l'un et de l'autre hôpital ne le permettent pas. Il n'est pas moins impossible d'invoquer la différence des saisons dans lesquelles ces malades se sont présentés à mon observation; la majeure partie de ceux qui ont été traités à la Pitié, y ayant été admis du 1er janvier au 1er avril inclusivement; tandis que les malades dont j'ai recueilli l'histoire à l'hôpital de la Charité, y furent conduit aux différentes époques de l'année. Restent donc, pour se rendre compte du fait dont il s'agit, la différence déjà indiquée dans les évacuations sanguines, le tartre stibié à haute dose, et l'application ou la non-application des vésicatoires. Examinons.

Si les saignées furent généralement moins nombreuses chez les sujets traités à la Pitié que chez les autres, chacune d'elles fut plus copieuse, la première surtout; et cette différence, quoique peu considérable, a dû avoir quelque influence sur la terminaison heureuse de l'affection.

Quant au *tartre stibié*, voici ce qui eut lieu. Il fut administré à seize des sujets qui guérirent, pendant l'espace de quatre à sept jours, à doses successivement croissantes, de six à douze grains dans six onces d'eau distillée de tilleul, édulcorée avec une demi-once, ou une once de sirop diacode; et les malades prenaient ces doses en six ou huit fois. Leur affection dura, terme moyen, dix-huit jours; trois jours de plus que celle des sujets qui ne furent pas soumis à cette médication : de manière qu'il semblerait, au premier abord, que le tartre stibié a dû avoir une influence fâcheuse sur la marche de la maladie; loin d'en avoir accéléré l'heureuse terminaison.

Mais cette influence fâcheuse n'est qu'apparente. Le tartre stibié fut administré quand déjà plusieurs saignées avaient été pratiquées, parce que la maladie persistait en prenant plus d'intensité; au huitième jour de sa durée, terme moyen; et dans des cas où la première émission sanguine n'avait pas été faite avant le cinquième jour, aussi terme moyen : tandis qu'elle avait été pratiquée le troisième, chez les individus qui ne prirent pas d'émétique. C'est-à-dire que ce médicament ne fut donné que dans les circonstances les plus défavorables, et dans des cas graves; ce qui explique, de reste, la longue durée de la maladie de ceux qui en prirent. Ajoutons, et il n'est pas nécessaire d'insister sur l'importance de ce fait, que les sujets auxquels le tartre stibié fut prescrit, étaient généralement plus âgés que ceux qui n'en prirent pas; de manière que ces derniers n'avaient, terme moyen, que trente-et-un ans, et les autres quarante-cinq. Différence énorme, qui n'indique pas seulement que le tartre stibié n'a pas eu la funeste influence qu'on aurait été tenté, au premier abord, del ui attribuer, sur la durée de la pneumonie; mais qu'il a dû en accélérer la marche, et empêcher sa terminaison funeste, dans quelques cas.

Cette dernière proposition semble d'ailleurs confirmée par les changemens qui suivirent, presque immédiatement, l'administration du tartre stibié. Dès le lendemain, en effet, quinze des dix-sept sujets qui en prirent, se trouvèrent un peu mieux, ou beaucoûp mieux; ayant alors sensiblement plus de force, la physionomie beaucoup meilleure, la respiration moins gênée. En outre, treize d'entre eux, dont la poitrine rendait un son plus ou moins complètement mat, dans une certaine étendue, au moment où le tartre stibié fut administré, offraient, dès le lendemain, une amélioration notable, sous ce rapport; la percussion du thorax étant déjà plus sonore. Et ces améliorations diverses persistèrent, en faisant tous les jours de nouveaux progrès.

L'augmentation des forces, dès le lendemain de l'administration du tartre stibié, est d'autant plus remarquable, que l'action de ce médicament était accompagnée de selles et de vomissemens nombreux. Seize fois sur dix-sept, les selles furent très multipliées, au nombre de huit à quinze le premier jour, moitié moins fréquentes le lendemain; et le troisième ou le quatrième jour, elles ne l'étaient pas plus que dans l'état ordinaire. Les vomissemens furent moins nombreux et de moins longue durée que les selles, ne persistèrent pas au-delà du premier jour, et manquèrent chez cinq sujets, ou dans un peu plus de la troisième partie des cas.

Trois des malades qui moururent prirent du tartre stibié, et n'éprouvèrent aucune amélioration le lendemain de son administration. Un seul d'entre eux n'eut pas les évacuations indiquées.

Ainsi, de vingt sujets auxquels l'émétique fut donné dans des circonstances graves, trois seulement succombèrent: ce qui ne peut laisser de doute, ce me semble, sur l'utilité de l'émétique, à haute dose, dans le traitement de la pneumonie; d'autant plus que ces trois sujets étaient tous âgés, sexagénaires ou septuagénaires.

Le traitement des malades de la Charité différait encore de celui des malades de la Pitié, en ce que des *vésicatoires* furent appliqués aux premiers, et non aux seconds. Cette nouvelle différence a-t-elle eu sa part dans l'inégale mortalité des deux groupes de sujets? Peut-on croire que les vésicatoires appliqués aux malades de la Charité, aient eu une influence heureuse sur la marche de leur affection, et qu'ajoutés au tartre stibié qui fut pris par les sujets de la Pitié, ceux-ci auraient encore guéri plus promptement et en plus grand nombre? Voyons les faits.

Les vésicatoires appliqués à l'hôpital de la Charité, ne le furent pas dans tous les cas où la maladie eut une terminaison heureuse, mais seulement dans ceux où sa marche, peu influencée par la saignée, laissait des craintes sur son issue. Cette application eut lieu dans la moitié des cas, ou chez vingt-cinq sujets saignés, pour la première fois, dans les quatre premiers jours de la maladie, ou au-delà : et chez eux, la durée moyenne de l'affection fut de vingt-deux jours et deux heures; tandis qu'elle fut de quinze jours et huit heures seulement, chez les autres. Différence énorme, qui semblerait indiquer que les circonstances défavorables dans lesquelles les vésicatoires ont été appliqués, n'ont pas été sensiblement influencées par leur action : qu'ainsi les vésicatoires ont été sans utilité.

Il n'en a pas été de même, comme nous l'avons vu, pour les sujets de la Pitié qui prirent du tartre stibié, et dont l'affection ne dura que trois jours de plus que chez ceux qui n'en prirent pas; malgré les circonstances si défavorables dans lesquelles ils se trouvaient. Car, outre la gravité de l'affection, qui était à-peu-près la même chez les sujets auxquels on appliqua des vésicatoires et chez ceux qui prirent du tartre stibié, les premiers avaient, terme moyen, trente-cinq ans et demi, et les seconds quarante-cinq ans, moins une fraction. Et il serait difficile d'attribuer ces différences de durée au hasard, ou de les croire accidentelles; vu que la longueur de la maladie et l'âge des sujets étaient à-peu-près les mêmes, à la Charité et la Pitié, chez ceux auxquels on ne prescrivit que des saignées; de manière que l'âge moyen des premiers était trente-cinq ans; celui des seconds, trente-et-un; la durée moyenne de l'affection, quinze jours un tiers chez les uns, quatorze jours et un huitième chez les autres.

Le tableau suivant rendra plus sensibles les différences qui viennent d'être indiquées.

Age moyen des sujets qui furent saignés seulement.	A la Charité, 35 ans. A la Pitié, 31 ans.
Durée moyenne de la maladie chez les mêmes sujets.	A la Charité, 15 jours 1/4. A la Pitié, 14 jours 1/8.
Age moyen des sujets chez lesquels la saignée ne fut pas le seul moyen actif employé.	A la Charité, les sujets auxquels on appliqua des vésicatoires avaient 34 ans 4/5. A la Pitié, les sujets qui prirent de l'émétique avaient 45 ans.
Durée moyenne de la maladie chez les mêmes sujets.	A la Charité, 22 jours. A la Pitié, 18 jours.

Et le tableau ci-après permettra au lecteur de vérifier ses chiffres.

1		2		3		4		5		6		7		8		9	
10	28	7	27	19	27	19	66	28	43	13	62	24	40	19	30	35	64
12	26	10	26	29	23	12	20	17	34	16	60	12	26	12	33	11	20
14	45	12	13	20	24	15	22	40	48	23	19	19	53	18	54	17	19
				20	50	22	23	13	50	35	16	18	25	20	19	30	23
				16	20	12	39	21	59	17	36	15	27	13	40		
				17	29	21	50	13	29			27	26	21	44		
						25	53										
						28	54										
						40	48										
						16	22										
						12	19										

L'explication de ce tableau est la même que celle qui a été donnée pour celui de la page 49, avec cette différence que les chiffres soulignés indiquent la durée de la maladie chez les sujets auxquels on a appliqué des vésicatoires.

Il est d'ailleurs à remarquer que le tartre stibié et les vésicatoires furent prescrits à la même époque, au huitième jour de la maladie, terme moyen; et que les vésicatoires ne furent suivis, dans aucun cas, de cette prompte et grande amélioration qui eut lieu chez les malades qui prirent le tartre stibié, quelques heures après son administration.

Puisque les vésicatoires n'ont pas eu d'influence appréciable sur la durée de la pneumonie des sujets de la Charité, on ne peut admettre qu'ils eussent abrégé le cours de la même affection, chez ceux qui en furent traités à l'hôpital de la Pitié.

Au reste, je n'ai pas seulement écarté les vésicatoires du traitement de la pneumonie; je les ai encore supprimés de celui de la pleurésie et de la péricardite. J'ai traité depuis cinq ans, à l'hôpital de la Pitié, cent quarante sujets atteints de pleurésie environ (je ne parle que de ceux qui étaient, au début de cette affection, dans un état de santé parfait), sans recourir, dans aucun cas, aux vésicatoires; et tous ont guéri. Il en a encore été de même de plus de trente cas de péricardite développée dans les mêmes circonstances. Et ces faits, on en conviendra, rendent l'utilité des vésicatoires, dans les phlegmasies aiguës de la poitrine, de plus en plus problématique.

Ce qui m'a conduit à supprimer, du traitement des phlegmasies thoraciques, les vésicatoires; c'est, comme je l'ai dit ailleurs, parce que l'étude attentive des faits, et leur analyse rigoureuse, m'ont forcé de reconnaître que les affections inflammatoires aiguës, loin de préserver de l'inflammation les organes qui n'en sont pas affectés primitivement, en sont une cause excitante;

de manière que plus l'affection inflammatoire primitive est grave, et le mouvement fébrile qui l'accompagne, considérable, plus les inflammations secondaires sont à craindre. Et alors, comment croire que le vésicatoire puisse avoir pour effet d'enrayer une inflammation, puisque ce vésicatoire est lui-même une inflammation ajoutée à une autre? Cette manière de raisonner n'était pas rigoureuse, j'en conviens; ce n'était qu'un raisonnement par analogie : mais ce n'était pas une analogie tirée des animaux à l'homme, de l'homme sain à l'homme malade; c'était une analogie tirée de l'homme malade à l'homme malade lui-même, une presque certitude : je pouvais, sans m'exposer à des reproches légitimes, essayer la suppression des vésicatoires dans les phlegmasies aiguës de la poitrine; et il n'est personne, sans doute, qui ne convienne, après les faits qui viennent d'être exposés, qu'on a au moins beaucoup accordé aux vésicatoires dans les circonstances dont il s'agit; et que, dans tous les cas, leur action doit être étudiée d'une manière rigoureuse.

Est-ce à dire, pour cela, qu'il faille supprimer le vésicatoire du traitement de toute espèce d'affection? Assurément non. Je ne dirai pas même qu'il soit rigoureusement démontré qu'il n'est utile dans aucune phlegmasie; je ne parle que de celles de la poitrine, dans lesquelles ses avantages ne sont ni démontrés rigoureusement, ni même probables. Mais ce qui est bien assurément hors de doute, ce qu'on ne saurait se lasser de dire, c'est qu'on ne connaît pas la valeur thérapeutique des vésicatoires; qu'il faut l'étudier à l'aide de faits nombreux et bien observés, absolument comme si l'on ne savait rien à leur égard.

Un autre agent thérapeutique doit encore fixer l'attention du lecteur : je veux parler du *sirop diacode*, qui fut donné aux malades qui prirent du tartre stiblié; ce qui n'empêcha pas l'amélioration, qui suivit l'administration de ce dernier moyen, d'être prompte. Si dans cette circonstance le sirop diacode n'a pas été nuisible, doit-on l'attribuer à son association au tartre stibié? J'en doute; car nous n'avons guère, relativement à l'action des opiacés, dans le traitement des phlegmasies, que des raisonnemens; et j'ai recueilli quelques faits qui montrent combien sont grandes nos préventions sur les effets de l'opium. L'opium, a-t-on dit, doit être écarté du traitement des affections dans lesquelles on observe des symptômes cérébraux, parce que son action sur l'encéphale n'a lieu qu'au moyen d'un engorgement des vaisseaux cérébraux, et que, par lui, on augmenterait le mal, au lieu de le diminuer. Mais qui a prouvé ce mécanisme? Personne : comme personne n'a prouvé que les symptômes cérébraux dépendissent toujours d'un engorgement du système vasculaire de l'encéphale. Fondé sur ce double fait; d'une part, sur ce qu'il n'est pas prouvé que les symptômes cérébraux, ceux qui sont accompagnés d'agitation des membres, par exemple, tiennent à un engorgement des vaisseaux cérébraux; et de l'autre, sur ce que le mode d'action de l'opium est inconnu; j'ai donné ce médicament à deux jeunes filles atteintes de danse de Saint-Guy, dans l'année qui vient de s'écouler; et un soulagement immédiat a succédé à l'emploi de ce moyen, qui a conduit la maladie à une heureuse terminaison, dans l'espace de deux semaines. Quatre fois aussi, depuis quatre ans, j'ai donné le sirop diacode à des malades atteints d'affection typhoïde, qui avaient, depuis vingt-quatre ou quarante-huit heures, des soubresauts dans les tendons, en commençant par trois gros, portés rapidement à une once, dans la journée; et dès le lendemain les soubresauts avaient diminué, pour ne plus revenir au point où ils étaient avant l'administration de l'opium.

Quoi qu'il en soit, il résulte de l'analyse des

faits contenus dans ce chapitre et dans le précédent :

1° Que la saignée a une heureuse influence sur la marche de la pneumonie; qu'elle en abrège la durée; que cependant cette influence est beaucoup moindre qu'on ne se l'imagine communément : de manière que les malades qui sont saignés dans les quatre premiers jours de l'affection, guérissent, toutes choses égales d'ailleurs, quatre ou cinq jours plus tôt que ceux qui sont saignés plus tard;

2° Qu'on ne jugule pas la pneumonie au moyen de la saignée, du moins dans les premiers jours de la maladie. Et si on a cru le contraire, c'est sans doute parce qu'on aura confondu cette affection avec une autre; ou parce que, dans quelques cas rares, les symptômes généraux diminuent rapidement après une première émission sanguine. Mais alors, les symptômes locaux n'en continuent pas moins à se développer, pour la plupart :

3° Que l'âge a une grande influence sur la marche plus ou moins rapide de la pneumonie, et sur sa terminaison heureuse ou malheureuse;

4° Que le tartre stibié donné à haute dose, quand la saignée paraît sans influence, dans les cas graves par conséquent, a une action favorable, et paraît diminuer la mortalité;

5° Que les vésicatoires n'ont pas d'action évidente sur la marche de la pneumonie; et qu'on peut les écarter, sans inconvénient appréciable, du traitement de la pleurésie et de la péricardite, qui se développent chez des sujets sains.

Cependant, malgré l'influence du tartre stibié, à haute dose, sur la marche et sur la terminaison heureuse de la pneumonie des sujets traités à la Pitié; on dira, peut-être, que la mortalité de cet hôpital a été beaucoup plus considérable que celle annoncée par plusieurs médecins recommandables, dans les mêmes circonstances; et en particulier par l'illustre Laënnec.

On lit, en effet, dans son traité des maladies de poitrine, ce qui suit (1) : « J'ai traité en 1824, « à la clinique de la Faculté, par le tartre stibié, « vingt-huit pneumonies simples ou compli« quées d'un léger épanchement pleurétique. « Tous les malades ont guéri, à part un septua« génaire cachectique, déjà tombé dans la dé« mence sénile, qui prit peu de tartre stibié, « parce qu'il le supportait mal. Et cependant la « plupart de ces cas étaient fort graves. Dans le « cours de la présente année, etc., etc.: c'est un « peu moins d'un sur vingt-huit. »

---

(1) 2e édit., 1er vol., p. 500.

Un peu plus loin, page 504 : « Les résultats « que je viens d'exposer sont plus heureux que « ceux qui ont été publiés dernièrement de la « pratique de M. Rasori; je crois que cela peut « tenir à deux causes : d'abord à ce que l'*aus-« cultation* nous permet de reconnaître la périp-« neumonie beaucoup plus vite qu'on ne peut « le faire par l'observation des symptômes; et, « en second lieu, à ce que, suivant toutes les ap-« parences, beaucoup de cas de pleurésies sim-« ples, ou de pleuropneumonies avec prédomi-« nance de la pleurésie, se trouvent nécessaire-« ment compris sous le nom de péripneumonie « dans le relevé de M. Rasori; car il est impos-« sible de distinguer l'un de l'autre ces divers « cas, sans le secours de l'auscultation; et nous « avons déjà dit qu'on ne doit pas attendre du « tartre stibié, dans le traitement de la pleurésie, « des résultats aussi avantageux que dans le « traitement de la pneumonie. »

Une première remarque, qui n'aura sans doute pas échappé au lecteur, au sujet de ces diverses assertions de Laennec, c'est qu'elles sont dépourvues de détails sur l'âge des sujets, sur le nombre des saignées qui leur furent faites, sur l'époque à laquelle on les fit, sur celle à laquelle le tartre stibié fut administré, sur la durée moyenne de la maladie, dans ces cas; de manière qu'elles laissent beaucoup à desirer, et qu'on ne saurait comparer, avec d'autres, les faits indiqués par l'auteur.

Une seconde remarque beaucoup plus importante, c'est que, dans un certain nombre de cas, Laennec s'en remettait à l'auscultation, exclusivement, du soin de lui indiquer l'existence des pneumonies; que la crépitation, indépendamment de tout autre symptôme local, lui paraissait suffire, pour arriver, d'une manière sûre, au diagnostic de cette affection: en sorte qu'il a dû admettre des cas de pneumonie, chez des individus qui n'offraient que de la crépitation, sans crachats rouillés, demi transparens; sans une altération plus ou moins profonde du bruit respiratoire; sans un degré quelconque d'obscurité du son de thorax, dans un point de son étendue.

Nous savons tous combien les sens de Laennec étaient exercés; combien son oreille était fine. Cependant, comme la différence n'est pas très grande, entre le râle crépitant un peu gros (car il n'est pas toujours de la même finesse) et le râle sous-crépitant un peu fin; Laennec a pu se tromper et prendre, dans un assez grand nombre de cas, l'un de ces râles pour l'autre. Alors il aura confondu le catarrhe pulmonaire aigu, qui atteint les dernières ramifications des bronches, et est accompagné de râle sous-crépitant, avec la pneumonie : et de là sans doute, l'immense et apparente différence qui existe entre ses résultats thérapeutiques et ceux que j'ai obtenus. Car le catarrhe pulmonaire aigu dont il s'agit, ne tue pas les hommes qui en sont atteints dans un état de santé parfait, quel que soit le traitement dirigé contre lui; si ce n'est, peut-être, quand il est universel.

L'erreur de Laennec a sans doute été celle de quelques autres médecins après lui; car on ne saurait s'expliquer d'une autre manière, comment des hommes habiles et honorables, dont on ne saurait soupçonner la probité scientifique, auraient obtenu des succès encore supérieurs à ceux de Laennec, dans le traitement de la pneumonie, au moyen des préparations antimoniales.

On s'explique encore, de la même manière, comment la pneumonie double est si fréquente pour les uns, et si rare pour les autres, chez les sujets qui guérissent ; de telle sorte que parmi les individus dont j'ai analysé l'histoire, dans ce chapitre, un seul de ceux dont la maladie eut une terminaison heureuse, fut atteint d'une pneumonie double. Encore, le poumon, affecté, secondairement, ne parut-il enflammé que dans une étendue fort peu considérable; moindre que la largeur de la paume de la main. Il est bien rare, en effet, que dans le catarrhe pulmonaire aigu qui atteint les dernières ramifications des bronches, le râle sous-crépitant qui a lieu, n'existe pas des deux côtés de la poitrine; en arrière et en bas.

On ne saurait donc trop le répéter; l'auscultation, comme les autres moyens d'exploration les plus exacts, ne peut conduire à des conséquences vraies, qu'autant que ses résultats sont comparés à ceux obtenus par des moyens différens. Laennec lui-même en a fait un précepte qu'il n'a pas toujours mis en pratique, cependant.

ARTICLE II.

Effet des émissions sanguines dans l'érysipèle de la face.

J'ai recueilli, dans l'espace de temps indiqué plus haut, l'histoire de onze individus atteints d'érysipèle de la face, au moment où ils jouissaient d'une santé parfaite; et tous ont guéri, comme je l'ai vu constamment, dans les mêmes circonstances. Six d'entre eux ne furent pas saignés, et chez eux la durée de l'affection, à laquelle je n'opposai aucun purgatif, fut de huit jours un quart, terme moyen. Elle fut de dix jours et demi chez ceux qui furent saignés; ce qu'on s'explique, sans peine, par le degré de la maladie qui était plus grave chez ceux-ci que chez les autres. (1)

Une seule émission sanguine eut lieu chez quatre des sujets qui furent saignés, au troisième ou au quatrième jour de la maladie, laquelle dura six jours et demi dans un cas, dix et douze dans deux autres, seize dans le dernier, qui est relatif à un malade qui perdit vingt onces de sang au troisième jour de l'affection. Comment croire, après cela, qu'il soit si facile de juger l'érysipèle de la face? Le cinquième et dernier malade perdit seize onces de sang en deux fois, aux troisième et sixième jour de l'érysipèle, qui avait disparu au huitième.

Ces faits conduisent aux mêmes conclusions que ceux de même espèce qui sont analysés dans le premier chapitre; et ils déposent, comme eux, des bornes étroites de l'utilité de la saignée, dans le traitement de l'érysipèle de la face.

---

(1) A peine s'il est nécessaire d'avertir le lecteur que j'ai fixé la durée de la maladie, dans ces douze cas, d'après les mêmes bases que pour les sujets du chapitre précédent.

Je n'ai recueilli, dans le cours de mes conférences cliniques, que quatre cas d'angine gutturale; trop peu, par conséquent, pour en faire l'analyse, et je passe à l'exposition des faits relatifs au troisième chapitre.

CHAPITRE III.

EXAMEN DE LA MÉTHODE SUIVIE DANS LES CHAPITRES PRÉCÉDENS, POUR ARRIVER A LA DÉTERMINATION DES EFFETS THÉRAPEUTIQUES DE LA SAIGNÉE ET DU TARTRE STIBIÉ.

Ce qu'il nous importe surtout de connaître dans l'histoire des médicamens, ce n'est par leur action immédiate sur notre économie; mais leur action thérapeutique, à proprement parler; ou leur influence sur la marche et l'issue de nos différentes affections. Aussi, est-ce le but que je me suis surtout efforcé d'atteindre, dans les deux chapitres précédens, à l'égard des émissions sanguines et de l'émétique. J'ai suivi, pour y arriver, une méthode qui me semble à-la-fois naturelle et rigoureuse. Que fallait-il faire, en effet, pour savoir si la saignée a une influence favorable sur la marche de la pneumonie, et connaître le degré de cette influence? Evidemment, rechercher, si, toutes choses égales d'ailleurs, les malades saignés le premier, le deuxième, le troisième, le quatrième jour de l'affection, guérissent plus promptement et en plus grand nombre, que ceux qui ont été saignés plus tard. Il fallait encore procéder de la même manière pour apprécier l'influence de l'âge, ou, plus généralement, d'une circonstance quelconque, sur les effets appréciables de la saignée: c'est-à-dire rechercher si les sujets placés dans cette circonstance, guérissaient plus tôt, sous l'influence de la saignée, toutes choses égales d'ailleurs, que ceux qui se trouvent dans des circonstances différentes. Et quant au mécanisme de cette recherche, si je puis me servir de cette expression, il était pour ainsi dire obligé; je devais grouper les sujets qui se trouvaient dans des circonstances semblables, puis ceux qui se trouvaient dans des circonstances un peu différentes; prendre la moyenne de la durée de l'affection chez les uns et chez les autres; comparer et conclure.

Cependant, cette méthode, dont la simple exposition devrait suffire pour en démontrer la nécessité; cette méthode a été critiquée par plus d'un médecin. Voyons si les attaques dirigées contre elle ont quelque fondement, et s'il est possible d'arriver à des résultats rigoureux, à une démonstration quelconque en thérapeutique, sans son secours.

La première et, en apparence, la plus grave des objections faites à la méthode dont il s'agit, c'est qu'il est difficile de réunir un nombre suffisant de cas d'une même maladie, dont on puisse dire qu'ils sont identiques; surtout si l'on prend garde qu'il n'existe peut-être pas deux cas d'une affection quelconque, absolument semblables.

Sans doute, si, pour que deux cas d'une même maladie aient la ressemblance qui est nécessaire pour les grouper, ils doivent être relatifs à des individus d'un âge parfaitement égal, de force, de stature et d'embonpoint mathématiquement semblables, etc., etc.; si l'affection doit être très exactement à la même époque de sa durée, ou d'une étendue identique (à supposer qu'on puisse la mesurer); si le mouvement fébrile qui l'accompagne doit être le même, au point que les pulsations artérielles ne soient pas plus nombreuses, même de deux ou de trois, chez un sujet que chez l'autre; si telles sont les conditions de la ressemblance dont il s'agit; il sera à jamais impossible de les trouver réunies; pas plus qu'on ne trouve, sur un même arbre, deux feuilles de forme, de couleur et d'épaisseur exactement semblables. Et, comme la nécessité de réunir des faits semblables, pour les grouper et en conclure rigoureusement, n'est pas douteuse, il s'ensuivrait qu'il n'y aurait, en médecine, que des individualités; qu'il y serait à jamais impossible de s'élever à un fait général quelconque, même en pathologie; qu'il n'y aurait pas moyen, non plus, de décrire une feuille d'arbre d'une manière générale. L'expérience, heureusement, nous permet d'apprécier la valeur de ces conséquences, et aussi celle de l'assertion d'où elles découlent. Une feuille d'arbre étant bien décrite, on peut toujours la reconnaître; et les faits généraux de la pathologie une fois bien constatés, on les vérifie tous les jours, dans des circonstances, semblables à celles dans lesquelles se trouvaient les malades de l'histoire desquels on les a conclus. De manière qu'en réalité on peut réunir des faits assez semblables entre eux, pour en tirer des lois que l'expérience vérifie journellement.

Raisonnant *à priori*, comme l'ont fait les médecins qui se sont déclarés contre la méthode dont il s'agit, et qu'on désigne sous le nom de méthode numérique; on pourrait, on devrait conclure de la diversité des tempéramens, de celle de la taille, de l'intelligence et de beaucoup d'autres circonstances, facilement appréciables chez l'homme; on devrait conclure des différences non moins considérables relativement aux viscères profondément placés, et à leur action; et soutenir, relativement à l'estomac, par exemple, qu'il faut autant d'espèces d'alimens qu'il y a d'individus. Et néanmoins, l'expérience montre que, malgré d'assez grandes différences qu'on ne saurait nier, entre les personnes qui se ressemblent le plus; neuf cent quatre-vingt-dix-neuf sur mille de celles qui diffèrent par l'âge, le sexe, le tempérament, etc., etc., etc., se nourrissent des mêmes alimens, accommodés de la même manière.

L'expérience montre aussi, et c'est à l'expérience qu'il faut en appeler de tous les raisonnemens, qu'un même médicament administré dans une même maladie, à des individus qui offrent de grandes différences d'âge, de force, de tempérament, etc., etc., peut avoir un succès presque constant. Ainsi, les drastiques dans la colique des peintres; le quinquina dans les fièvres intermittentes, etc., etc. D'où il suit, d'une part; que les faits, pour être groupés, n'ont pas besoin d'une ressemblance parfaite ou imaginaire; et de l'autre, que, quand l'action d'un agent thérapeutique est très efficace, elle s'exerce, malgré de nombreuses différences entre ceux qui y sont soumis; différences qui semblent momentanément effacées par la maladie elle-même.

On dira peut-être, relativement au quinquina, que le raisonnement n'est pas péremptoire, ce médicament ayant été administré, d'après la supposition faite, dans des maladies intermittentes. Mais qu'importe, relativement au sujet qui nous occupe, les malades auxquels il a été donné offrant de nombreuses différences, sous le rapport de l'âge, du sexe, du tempérament, de la force, de l'ancienneté de la maladie, etc., etc. ?

S'il n'est pas indispensable de tenir compte de beaucoup de circonstances, pour apprécier, d'une manière générale, l'effet des agens thérapeutiques employés dans le traitement de la colique de plomb et dans celui des fièvres intermittentes; on peut encore s'en abstenir dans le traitement de beaucoup d'autres maladies. Que, par exemple, dans une épidémie quelconque, cinq cents malades, pris indistinctement parmi ceux qui ont été atteints de la maladie régnante, aient été soumis à une espèce de traitement; que cinq cents autres, pris de la même manière, aient suivi un traitement différent: ne devra-t-on pas conclure, s'il est mort un plus grand nombre de malades parmi les premiers que parmi les seconds, que le traitement des premiers était inférieur à celui des autres? On le devra nécessairement; parce que sur un groupe de sujets aussi considérable, des circonstances semblables se seront nécessairement rencontrées; et tout étant égal de part et d'autre, à part le traitement, la conclusion sera rigoureuse. C'est de cette manière qu'on a procédé dans l'appréciation générale du traitement du choléra asiatique; et personne, excepté peut-être le principal intéressé, n'a trouvé la méthode mauvaise. Je voudrais bien savoir, en effet, comment on s'y serait pris pour savoir à quoi s'en tenir sur ce point, sans compter.

Remarquons d'ailleurs que l'objection faite à la méthode numérique, c'est-à-dire la difficulté ou l'impossibilité de faire des groupes de faits semblables, est la même pour toutes les méthodes qu'on voudrait lui substituer : *que c'est précisément à cause de l'impossibilité d'apprécier chaque cas avec une exactitude en quelque sorte mathématique, qu'il faut nécessairement compter; puisque les erreurs, des erreurs inévitables, étant les mêmes pour deux groupes de malades traités par des procédés différens, ces erreurs se compensent, et peuvent être négligées, sans altérer sensiblement l'exactitude des résultats.*

Une des causes qui s'opposent à ce que les faits rapprochés soient exactement semblables, c'est, dit-on, la difficulté de fixer le début des maladies, et l'impossibilité de conclure le degré ou la période de l'affection, par sa durée. Je pourrais, pour toute réponse à cette objection, renvoyer à la remarque qui précède; mais il convient peut-être mieux d'y répondre directement, en peu de mots. Sans doute, il est difficile de fixer le début des maladies, et personne, peut-être, n'a autant insisté que moi sur ce point. Cependant, cette fixation n'est pas impossible, soit pour les maladies aiguës, soit pour les maladies chroniques; à part quelques sujets peu intelligens, dont la mémoire est débile, et dont l'histoire doit être considérée comme nulle, sous beaucoup de rapports. Et quant à l'impossibilité de juger le degré d'une maladie par sa durée, cela est parfaitement vrai; mais qui a dit que ces deux choses fussent les mêmes, et toujours proportionnées l'une à l'autre? N'a-t-on pas, pour mesurer le degré d'une maladie, la violence du mouvement fébrile, la douleur, la dépression des forces? certains symptômes propres à chaque affection? dans la pneumonie, par exemple, la dyspnée, les résultats de l'auscultation et de la percussion, etc., etc.?

J'ajouterai qu'il est encore plus difficile de fixer exactement la fin d'une maladie que son début; qu'il faut cependant bien le faire, quelque méthode qu'on emploie pour arriver à l'appréciation des moyens thérapeutiques; alors même qu'on rejetterait toute méthode, et qu'on se bornerait à l'interprétation vague et incertaine, car elle ne peut être rigoureuse, des faits isolés.

Au sujet des émissions sanguines en particulier, on a encore dit que l'usage de la saignée, non plus que celui des autres agens thérapeutiques, ne peut se prendre dans un sens absolu. Qu'il ait lieu au début, au milieu, ou à la fin d'une pneumonie, par exemple; que la maladie soit légère ou intense, la perte de sang copieuse ou médiocre; vous ne pouvez rien conclure, ajoute-t-on, de ses effets avantageux ou nuisibles; à moins d'avoir bien précisé les *motifs* qui vous y ont fait recourir, et d'avoir nettemment distingué les signes de son application.

Si, par motifs, on entend qu'un agent thérapeutique quelconque ne peut être mis en usage, avec quelque espoir de succès, que quand on a reconnu que le malade auquel on veut l'appliquer, est dans une situation analogue à celle où se trouvaient des individus qui ont employé cet agent avec avantage; je comprends et je partage cette manière de voir, qui n'est autre chose que l'expérience appliquée à la thérapeutique. Mais si l'on entend par motifs, comme par indications, des considérations *à priori;* cette manière de voir est tout-à-fait hypothétique, rentre dans la médecine rationnelle, médecine d'essai, à laquelle on ne peut recourir que faute de mieux; quand l'expérience n'a pas encore parlé : et je la repousse de toutes mes forces.

Les bases sur lesquelles je crois possible d'établir la valeur des agens thérapeutiques, ont paru si ruineuses, qu'on s'est étonné de l'excès de confiance qu'elles m'ont inspiré; et on a pensé que j'aurais évité l'erreur, si j'avais cherché, avant tout, à démêler l'esprit de la science des nombres. Qu'est-ce que le calcul, s'est-on dit? Un instrument qui efface toutes les différences entre les objets auxquels on l'applique, pour les transformer en quantités abstraites et absolues? (1)

---

(1) Cette objection et celles qui précèdent, ont été reproduites par un médecin dont je ne cite pas le nom, dans la crainte de paraître exercer une vengeance qui est bien loin de ma pensée. Ce médecin a dit : « En invoquant l'inflexibilité de l'arithmétique pour se « soustraire aux empiétemens de l'imagination, on commet contre « le bon sens la plus grave erreur; comme si l'on pouvait additionner « ensemble des fleurs, des maisons, des oiseaux; puis du total « extravagant qu'on aurait, soustraire des poissons et des fruits! » C'est-à-dire que rapprocher un cas de pneumonie, d'un autre cas de la même affection, qui paraît aussi grave, chez des sujets qui se trouvent d'ailleurs dans des circonstances semblables, en apparence, mais qui peuvent différer un peu, en réalité ; c'est comme si l'on rapprochait une fleur d'une maison! A quelle classe de lecteurs l'auteur a-t-il donc cru s'adresser?

Je répondrai à cela que le calcul employé comme je le fais, n'efface pas les différences; *qu'il les suppose;* qu'il se borne à réunir des unités semblables, pour les comparer ensuite à des unités pareilles, soumises à des influences un peu différentes; qu'après tout, si, comme il a été dit plus haut, il arrive nécessairement qu'on réunisse quelquefois des faits dont la ressemblance n'est pas exacte; l'erreur se retrouvant dans tous les groupes de faits, tout est égal de part et d'autre; et la comparaison peut avoir lieu, entre plusieurs groupes, sans que la vérité des résultats en soit altérée.

Après cette objection, en viennent deux autres analogues et qui se réfutent d'elles-mêmes.

D'ailleurs, que la méthode numérique ait des ennemis, c'est une chose toute simple et qu'il était facile de prévoir ; car quelle proposition a l'unanimité en sa faveur, à part les axiomes? Heureusement pour l'avenir de la science, la méthode numérique est considérée, par les hommes les plus expérimentés, comme un moyen nécessaire, dans la détermination des faits généraux de médecine; et les attaques qu'on essaie de lui porter n'y feront rien; car elles ne peuvent avoir pour auxiliaires que la répugnance, si naturelle malheureusement, pour les longs travaux; et il suffit que cette répugnance soit vaincue par quelques hommes laborieux, pour que la science fasse des progrès. J'ajouterai que la nécessité de la méthode numérique ne pouvait être complètement démontrée, que par les objections de ses adversaires; que ceux-ci travaillent réellement à son établissement.

En définitive, c'est par les résultats qu'on peut apprécier la valeur des méthodes : on s'occupe depuis des siècles de la thérapeutique, et la thérapeutique est dans l'enfance. Il y a donc à faire autre chose que ce qu'on a fait jusqu'ici : et comme les hommes habiles n'ont jamais manqué à la science ; c'est à la méthode, ou plutôt au manque de toute méthode, qu'il faut s'en prendre de l'état actuel de la thérapeutique. Qu'on veuille bien mettre à l'observation le soin et le temps qu'elle réclame ; qu'ensuite on analyse les faits rigoureusement, pour s'en rendre compte ; et (il est impossible d'y parvenir sans les grouper, sans les compter) ; et la thérapeutique fera des pas non moins assurés que les autres parties de la science.

Mais il y a eu jusqu'ici tant de fluctuation en médecine ; l'observation a été généralement si imparfaite ; ce qu'on appelait ses résultats, si variable, si souvent démenti par les faits ; on est si peu accoutumé à voir l'expérience vérifier ce qui est dans les livres, qu'on dira peut-être que cette science que je fais si sûre avec mes chiffres, cette science abandonnera le praticien au lit du malade. Sans doute la science abandonnera le médecin, s'il en fait une mauvaise applimcation ; ais comment pourrait-elle l'abandonner, s'il l'emploie avec discernement; la science, j'entends la *vraie science*, n'étant que le résumé des faits particuliers. Et en preuve de la vérité de ces propositions, je rappellerai au lecteur que les résultats auxquels j'étais arrivé, au moyen de la méthode numérique, il y a six ans, relativement à l'effet des émissions sanguines dans les maladies aiguës; ces résultats ont été confirmés depuis, par l'analyse de faits nouveaux recueillis à l'hôpital de la Pitié. J'ajouterai qu'un jeune médecin laborieux, M. Bachelier, a publié en 1832, dans sa *Dissertation inaugurale*, des faits qui confirment tout ce que j'ai dit et observé au sujet des émissions sanguines : et ces coïncidences ne pouvant être attribuées au hasard, elles déposent, en définitive, en faveur de la méthode au moyen de laquelle on y a été conduit.

Les objections faites à la méthode numérique appliquée à la thérapeutique, sont donc sans fondement; la thérapeutique ne peut marcher sans elle. Et dire que cette méthode n'est pas nécessaire pour avancer sûrement dans son étude; c'est nier la nécessité de grouper les faits d'après leur ressemblance, puis de les nombrer, pour se *rendre compte* de l'action des agens thérapeutiques: car en définitive compter n'a pas d'autre but; c'est aussi montrer une bien grande préoccupation, et oublier ce qu'on fait tous les jours. En effet, quard des médecins sont appelés près d'un malade pour lui donner des soins, et qu'après être tombés d'accord sur le caractère et l'espèce de l'affection, ils en viennent au traitement; si l'un d'eux ne partage pas l'avis de ses confrères sur l'utilité des moyens proposés; que fait-il pour faire prévaloir son sentiment? Il ne s'appuie pas (je parle des praticiens expérimentés) sur des raisons théoriques, sur des considérations *à priori*, qui ne persuaderaient personne; il motive sa préférence pour les moyens qu'il indique, sur ce qu'il les a vus plus souvent suivis de succès que l'emploi des moyens proposés. C'est-à-dire qu'il argumente comme s'il avait compté, sans l'avoir fait, j'en conviens: et cette argumentation est l'aveu tacite, ou la preuve, qu'on ne peut constater l'action d'un agent thérapeutique, qu'en recherchant si, dans des circonstances déterminées et en apparence semblables, il n'est pas plus souvent donné avec succès que tout autre.

On dira peut-être que si la méthode dont il s'agit peut montrer que telle ou telle thérapeutique est *généralement* meilleure qu'une autre, elle ne dit pas comment tel individu atteint de pneumonie, par exemple, et traité de la même

6.

manière que son voisin, qui paraît dans des circonstances analogues; comment cet individu guérit beaucoup plus lentement que le dernier. Je réponds à cela que l'avantage reconnu à la méthode numérique est déjà fort grand, et ne saurait être obtenu par un autre moyen, que quand des malades qu'on croyait dans des circonstances semblables, guérissent après des espaces de temps très inégaux, quoique traités de la même manière; cela provient nécessairement de ce que la ressemblance qu'on avait cru remarquer, n'était pas exacte; que c'est une nouvelle raison d'étudier les malades avec un grand soin, afin de pouvoir constater nettement les ressemblances et les dissemblances qu'ils présentent. Mais pour savoir si ces dissemblances ont la valeur qu'on serait tenté de leur attribuer, si elles ont réellement une influence marquée sur l'action des médicamens, si elles expliquent la différence observée dans la durée de la maladie; évidemment il faut mettre d'un côté tous les cas où les dissemblances, non aperçues d'abord, existent; de l'autre, ceux où elles n'existent pas; compter les uns et les autres : et si la durée de la maladie de chaque sujet d'un même groupe offre des différences moindres que celles dont il a été question, additionner ces durées, en prendre la moyenne, puis la comparer à celle des groupes opposés. C'est-à-dire qu'il faut encore compter. Jusque-là évidemment, ou avant que les faits semblables soient réunis, comptés, etc.; il y a à peine quelques probabilités en faveur de telle ou telle opinion.

Oui, je ne crains pas de le dire, et le lecteur attentif partagera ma conviction : entre celui qui compte les faits, groupés d'après leur ressemblance, pour savoir à quoi s'en tenir sur la valeur des agens thérapeutiques, et celui qui ne compte pas; tout en disant, *plus ou moins, rare ou fréquent*; il y a la différence de la vérité à l'erreur; d'une chose claire et vraiment scientifique, à une chose vague et sans valeur: car quelle place donner dans la science à ce qui est vague?

Personne ne nie la nécessité d'un nombre de faits considérable, pour s'élever à la connaissance du meilleur traitement d'une maladie quelconque; *mais à quoi bon si l'on ne compte ?*

On va plus loin : on s'élève contre la méthode numérique, parce que le nombre de faits sur lesquels elle opère est toujours borné, et que pour avoir toute la valeur qu'on lui suppose, il faudrait, dit-on, qu'elle agît sur une masse d'observations beaucoup plus considérable que celle qu'un même observateur peut recueillir. Mais cette objection est un des argumens les plus forts en faveur de la nécessité de la méthode numérique; puisque chaque observateur venant à compter, des membres bornés ajoutés à des nombres bornés, finiront par donner des nombres si considérables, que la loi ou même le chiffre de la loi qui sera l'expression de ces faits ainsi accumulés, sera nécessairement d'une exactitude rigoureuse.

On parle sans cesse de l'expérience des siècles en médecine; mais comment cette expérience peut-elle être une réalité, si ceux qui écrivent, au lieu de lire, j'ai souvent vu, j'ai rarement vu; n'ont pas dit, j'ai vu tant et tant de fois? Alors, en effet, l'expérience d'un homme pourrait s'ajouter à celle d'un autre homme. Mais le moyen d'ajouter l'expérience de celui qui a dit plus, moins, rarement ou fréquemment; à l'expérience de celui qui s'est aussi borné à dire, plus ou moins rarement ou fréqemment? Imaginez des milliers d'auteurs ayant suivi cette dernière marche, c'est comme si vous n'en aviez qu'un; et, sous beaucoup de rapports, comme si vous n'en aviez pas du tout. *Si donc il y a moyen de recueillir l'expérience des siècles en thérapeutique, ce ne peut être qu'en employant la méthode numérique.*

Bientôt sans doute cette proposition sera monnaie courante; et alors il ne sera plus question du tact médical, de cette espèce de faculté divinatoire des médecins. Un ouvrage quelconque ne sera plus le développement unique d'une idée, ou un roman; mais l'analyse d'une série de faits plus ou moins nombreux, exacts, détaillés; afin qu'ils puissent répondre au plus grand nombre possible de questions: et la thérapeutique pourra être une science; mais alors seulement.

Terminons ce qui concerne l'examen de la méthode, en jetant un coup-d'œil rapide sur les ouvrages de quelques-uns des auteurs qui se sont occupés de la saignée spécialement. Un petit nombre de citations suffira pour montrer la marche qu'ils ont suivie; pour savoir si quelques-uns des points nombreux qu'ils ont traités, ont été mis par eux hors de doute; et si la méthode que j'ai exposée n'était pas le seul moyen de résoudre les problèmes qu'ils ont agités. Les ouvrages sur lesquels je vais appeler un instant l'attention du lecteur, sont ceux de Quesnay, de Fauchier, de Fréteau, de Vieusseux, et de M. Polinière.

Quesnay (1) commence par faire remarquer que

---

(1) *Traité des effets et de l'usage de la saignée*, un vol. in-12, 1770.

l'expérience a fait *apercevoir, en gros*, l'utilité de la saignée dans plusieurs maladies : mais que l'expérience est si équivoque sur les succès de ce remède, que les praticiens pensent différemment dans les différens cas; que tous néanmoins réclament l'expérience, pour appuyer leurs différentes opinions et les différentes théories qu'ils se sont formées afin d'expliquer les effets de la saignée, etc., etc. (pag. 2).

Ces remarques qui étaient vraies du temps de Quesnay, le sont malheureusement encore aujourd'hui. Mais au lieu de chercher comment l'expérience est fautive, si l'on ne décorerait pas du mot expérience quelque chose qui n'y ressemblerait nullement, ou qui n'en serait que l'ombre; l'auteur conclut tout simplement de ses remarques, que l'expérience qui nous conduit dans les routes ténébreuses de la pratique, est un guide infidèle (pag. 3 et 4); que si l'on n'a pu établir une doctrine sûre et précise, relativement à l'usage de la saignée, c'est qu'on n'a eu, sur ses effets généraux et primitifs, que des idées très vagues et très obscures (pag. 5).

Conséquemment à cette manière de voir, il cherche à démontrer par une multitude de raisonnemens, qui n'ont pour base que quelques faits observés dans l'ordre physique, que les ef-

fets primitifs de la saignée (d'où dépendent tous ceux que ce remède produit dans les maladies) se réduisent à trois : l'évacuation, la spoliation et la dimotion : d'où de nombreuses indications encore moins sûres que l'expérience aveugle des praticiens, dont Quesnay parle avec tant de mépris. Car de démonstrations directes, pas l'ombre ; on dirait même qu'il se croirait déshonoré de l'essayer. Et l'on ne s'étonne pas qu'après avoir nié la révulsion et la dérivation, en vertu des effets généraux de la saignée, sans daigner recourir aux faits ; on ne s'étonne pas de cette espèce de fatuité, avec laquelle il s'écrie : « La dé-
« couverte de la circulation du sang a fait dispa-
« raître ces chimères qui en imposaient aux
« grands maîtres. Un examen plus rigoureux des
« lois de cette circulation, dissipera enfin le reste
« des préjugés que l'on a encore aujourd'hui, sur
« la saignée dérivative et révulsive » (pag. 323).

Il ne s'agit pas ici de savoir si les effets révulsifs ou dérivatifs, attribués à la saignée, sont réels ou imaginaires ; mais on conviendra, qu'invoquer les lois de la circulation pour décider ce point de fait, c'est, tout juste, faire l'inverse de ce qu'il convient de faire dans les sciences, où la théorie, les faits généraux si l'on veut, ne peuvent être que la conséquence des faits particuliers. Malheureusement Quesnay n'a pas d'autre manière de procéder, et l'expérience incomplète des praticiens n'est pas au-dessous de ses paroles, assurément.

D'ailleurs les doctrines de la révulsion et de la dérivation n'ont été omises par aucun des auteurs dont il a été fait mention : tous les ont abordées; Polinière et Fauchier pour les nier; Fréteau et Vieusseux pour les admettre.

Dans ce conflit d'opinions opposées, que faire pour savoir à quoi s'en tenir sur le point en litige? N'imiter en rien la manière des auteurs que je viens de nommer; ne pas nier la doctrine de la dérivation et de la révulsion *à priori*, comme l'ont fait Quesnay et Fauchier; ne pas suivre l'exemple de leurs antagonistes, en citant quelques observations à l'appui de ces doctrines; puisqu'on pourrait en citer de favorables à une manière de voir opposée. Mais rassembler le plus grand nombre de faits possible, non choisis, admis indistinctement, pourvu qu'ils soient exacts; relatifs à des individus atteints de la même affection; dont les uns auraient été saignés le plus près possible du siège du mal; les autres, dans le point le plus éloigné : analyser tous ces faits; tenir compte de l'âge, du sexe, de la force des individus; puis voir si, sur un nombre déterminé de malades saignés près du siège du mal, l'affection a marché plus rapidement vers la guérison, ou a eu plus souvent une terminaison funeste, que chez un autre groupe de sujets saignés le plus loin possible du siège de la maladie. Et alors, évidemment, l'analyse une fois terminée, la question sera décidée, si les faits sont assez nombreux. Comment, en effet, résoudre le problème dont il s'agit, d'une manière nette, en suivant une autre marche?

Fauchier (1), dont l'ouvrage sur les indications de la saignée fut couronné par la Société de médecine de Tubingen, en 1807; Fauchier, après avoir indiqué les principaux points qu'il se propose de traiter, remarque qu'ils appartiennent tous à la médecine clinique; que tous doivent être, par cette raison, décidés par la seule expérience (pag. 12). Et quelques pages plus loin, oubliant cette profession de foi, il nie les doctrines de la dérivation et de la révulsion, parce qu'il les croit en désaccord avec les lois de la circulation (pag. 21). C'est-à-dire qu'il suit la marche de Quesnay qui, du moins, avait apprécié, à sa

---

(1) *Nouvelles indications de la saignée*, 1 vol. in-8°.

juste valeur, ce que les médecins de son temps appelaient l'expérience; tandis que Fauchier, croyant cette expérience suffisante, s'est borné à en être l'écho; en donnant, à-peu-près exclusivement, pour préceptes, les usages les plus universellement reçus de son temps : car son ouvrage n'est réellement pas autre chose. Toutefois, et qu'on ne l'oublie pas, car cela marque l'esprit du temps; cet ouvrage fut couronné par une Société de médecine.

Du reste, comme pour prévenir toute espèce de doute sur la manière dont il entend l'expérience appliquée à la thérapeutique, Fauchier cherche, à l'exemple de Quesnay, à déterminer les effets généraux de la saignée; et il conclut de son travail, que les cas dans lesquels on doit ordonner les émissions sanguines, sont ceux : 1° de pléthore; 2° de trop grande fréquence et d'excès de force dans les contractions du cœur; 3° de tension vicieuse des solides; 4° d'excès de force; 5° de température augmentée (pag. 70).

Ces principes posés, l'auteur en déduit sans peine, les cas dans lesquels la saignée doit être pratiquée; prenant, comme je l'ai déjà fait remarquer, par rapport à Quesnay, les choses à rebours. Car, dans les sciences d'observation, les faits ou les principes généraux ne peuvent être que la conséquence des faits particuliers bien et dûment appréciés; en sorte que, pour déterminer, en général, les cas dans lesquels la saignée est applicable, Fauchier aurait dû commencer par l'étudier dans *chaque* maladie en particulier; non pas, à la vérité, d'une manière vague; mais rigoureusement : travail immense,qui exigerait la vie de plusieurs hommes laborieux.

On sent de reste, qu'un homme qui met tant de confiance dans les considérations *à priori*, ne peut pas se montrer bien difficile pour les faits particuliers. Aussi, Fauchier, après avoir combattu généralement les opinions de quelques médecins qui rejettent la saignée, dans certains cas où il la croit nécessaire, Fauchier, pour appuyer sa manière de voir, cite les faits suivans, que je rapporte sans les abréger :

« Ainsi, parce que madame C. J., attaquée « d'une pneumonie vraiment inflammatoire, « avait soixante-dix ans, son médecin refuse de « la saigner, et elle meurt au quatrième jour. « G. J., atteint de la même maladie, n'est pas « saigné, parce que le médecin n'est appelé que « le cinquième jour; et la maladie se termine par « une vomique. Une dame, attaquée d'une an- « gine inflammatoire, n'est pas saignée ou ne « l'est que très peu, parce que les menstrues

« coulent; et elle meurt suffoquée! etc., etc. » (pag. 169). Quels faits! quelle logique! Car on voit tous les jours périr d'une inflammation, des individus largement saignés; et pour que les citations de Fauchier eussent quelque valeur (à supposer son diagnostic exact), il faudrait que le traitement antiphlogistique, plus ou moins énergique, fût toujours couronné de succès dans l'inflammation.

Abordant un peu plus loin les indications que présente la fièvre jaune; « si, dit l'auteur, tous « ceux qui ont vu la fièvre jaune, étaient d'ac- « cord sur sa marche, ses symptômes, ses effets; « nous pourrions alors connaître sa nature, et « nous décider pour la saignée ou la rejeter, etc. » (pag. 212). C'est-à-dire que, dans tout le cours de son ouvrage, Fauchier procède *à priori*, comme l'ont fait d'ailleurs, jusqu'ici, les hommes les plus habiles, qui ont considéré la thérapeutique comme un simple corollaire de la pathologie. Et qu'en est-il résulté? Qu'aujourd'hui encore, les médecins restent divisés sur des questions importantes, comme la dérivation et la révulsion; questions qu'ils cherchent principalement à résoudre par voie d'induction, ou *à priori;* et qu'ils ne sont guère d'accord que sur les points qu'ils admettent sans examen, ou comme établis par un usage immémorial, qui n'a guère en sa faveur que le temps.

Fréteau (1) ne procède pas autrement que ses devanciers; son point de départ est le même. Comme eux, il fait découler les indications de la saignée, pour chaque maladie, de ses effets généraux qu'il croit avoir constatés. Méthode excellente, s'il s'agissait de faire des *essais;* mais qui nous ramène aux premiers temps de la thérapeutique; puisqu'elle ne peut conduire qu'à des probabilités, et non à des résultats certains.

Quoi qu'il en soit, un des premiers préceptes de l'auteur, c'est qu'il faut prendre pour guide les mouvemens de la nature. Mais la justesse de ce précepte que les médecins se sont transmis d'âge en âge, n'en est pas mieux démontrée pour cela (pag. 9). Car s'il signifie quelque chose, c'est sans doute que si des hémorrhagies, par exemple, ont lieu dans une affection quelconque, par certaines voies, il faut chercher à les faire naître par les mêmes voies, ou les suppléer artificiellement. Mais pour que l'utilité de cette prati-

---

(1) *Traité élémentaire sur l'emploi raisonné et méthodique des émissions sanguines, avec application des principes à chaque maladie*; ouvrage couronné par la Société de médecine de Paris, le 5 juillet 1814.

que fût, je ne dirai pas démontrée, mais seulement probable; il faudait avoir montré, non par quelques faits, mais par une série de faits assez considérable, que les sujets chez lesquels ces hémorrhagies ont lieu, guérissent plus vite, ou en plus grand nombre, toutes choses égales d'ailleurs, que ceux qui n'en ont pas eu. Et où se trouve cette démonstration? En l'admettant d'ailleurs, on n'aurait, comme je viens de le dire, que des probabilités sur l'efficacité de la saignée. Car, qui peut assurer, indépendamment de l'expérience, que l'effet résultant d'une perte de sang par la lancette ou par les sangsues, sera exactement le même que celui qui serait la suite d'une hémorrhagie spontanée? Les auteurs qui ont donné le précepte que j'examine, n'ont-ils pas dit eux-mêmes que quelques gouttes de sang rendues par le nez, étaient souvent suivies de plus de soulagement que des saignées copieuses?

Après avoir combattu les objections faites à la doctrine de la dérivation et de la révulsion, nous développerons, dit Fréteau, une foule de préceptes fondés sur les autorités les plus respectables; propres d'ailleurs à concilier toutes les opinions (pag. 19).

On s'étonnera, sans doute, qu'on ait pu, au dix-neuvième siècle, invoquer l'autorité, dans une science d'observation; sans remarquer que ce qu'on appelle l'expérience, aujourd'hui même, c'est encore l'autorité. En effet, sur quoi se fondent les auteurs les plus renommés pour la sagesse de leurs préceptes? si ce n'est sur la pratique de leurs devanciers, dont l'excellence n'est nullement prouvée, et dont les résultats ne peuvent pas être considérés, par cette raison, comme ceux de l'expérience à proprement parler. Car l'expérience véritable, comme je l'ai dit ailleurs, et comme on peut s'en convaincre par ce qui précède; l'expérience véritable en médecine, ne peut résulter que de l'analyse exacte de faits nombreux, bien constatés, classés d'après leur ressemblance, comparés avec soin, et comptés. Et de combien de maladies le traitement a-t-il été étudié ainsi? Qu'on ne l'oublie donc pas à l'avenir : si l'expérience, si justement flétrie par Quesnay, est un guide incertain dans la pratique; c'est qu'elle n'a de l'expérience véritable que le nom; qu'elle n'est, en réalité, que l'expression des usages reçus, mais non justifiés par l'observation véritable; l'autorité en un mot.

Comme le mot expérience, mal défini, a été un argument sans réplique, pour nombre de médecins; il en a été de même du mot *succès*. Ainsi, en parlant de l'époque à laquelle il faut saigner, Fréteau, s'écrie : « Baillon, Rivière, « Sydenham, etc., ont imité l'exemple d'Hippo« crate et ont obtenu des succès! (pag. 26) » Mais comment ces succès, c'est-à-dire la durée et la mortalité d'une maladie moindres à la suite d'un traitement qu'à la suite d'un autre, comment ces succès ont-ils été constatés? Trop souvent, il faut le dire, de la même manière dont Fréteau lui-même croit avoir constaté l'inconvénient des saignés excessives, par ce fait : « Casi« mir Medicus rapporte qu'ayant fait pratiquer « une saignée vers la fin d'une fièvre aiguë, il « survint un œdème aux pieds, qui ne céda à au« cun remède » (pag. 10). On dirait que, pour beaucoup d'auteurs, les faits ne sont réellement qu'une chose de luxe, dont ils ne font usage que le moins possible; et quand cela leur arrive, ces faits, qui semblent indiquer leur amour pour la vérité, se réduisent à rien, ne sont bons à rien. Car, à supposer qu'un fait bien constaté, accompagné de toutes les circonstances, de tous les détails qui lui donnent de la valeur, pût prouver quelque chose, conduire sûrement à des faits généraux; que faire de faits semblables à celui qui vient d'être cité; où l'on n'indique ni l'âge de la personne malade, ni l'époque de l'affection où la saignée a été pratiquée, ni sa durée, ni les moyens employés concurremment avec les émissions sanguines, ni l'état des organes au moment où la maladie s'est développée, etc.?

Et qu'on ne dise pas que j'exagère; car jusque dans ces derniers temps, les observations particulières n'ont eu de prix qu'autant qu'elles étaient brèves : et de là, en grande partie, l'admiration pour les faits qui nous ont été transmis par les anciens. J'ajouterai que la seule idée de prouver, en pathologie et en thérapeutique, comme on le fait encore aujourd'hui, par des observations choisies, même suffisamment détaillées; que cette seule idée montre que la médecine n'est pas pour les médecins, comme ils le disent, tout entière dans l'observation; sans quoi ils chercheraient la vérité dans tous les faits dont ils pourraient disposer, pourvu qu'ils fussent exacts; dans la crainte, s'ils en écartaient quelques-uns, d'arriver à des résultats faux : comme dans les sciences physiques, on se garde bien de supprimer une donnée quelconque du problème qu'on veut résoudre, dans la conviction où l'on est que cette suppression rendrait la solution du problème impossible ou fausse.

A raison des communications immédiates que les veines hémorrhoïdales ont avec le système veineux de l'abdomen et du bassin, l'application des sangsues faite à l'anus et aux aines, a, suivant l'auteur, des avantages marqués dans les embarras et dans l'inflammation des viscères, etc. (pag. 73). C'est, en effet, la pratique ordinaire; et, comme s'il suffisait d'en faire l'exposition pour la justifier, Fréteau ne s'en met plus en peine.

Assurément, les considérations purement anatomique sur lesquelles s'appuies, ce médecin, pouvaient et devaient suffire pour *essayer* l'application des sangsues au siège, dans les circonstances indiquées. Mais jusqu'à ce que l'expérience eût parlé, l'utilité de cet essai était problématique. Il fallait donc, pour nous convaincre, pour nous rendre l'utilité de la pratique dont il s'agit évidente, nous donner le résultat de l'expérience à ce sujet; mais de l'expérience véritable, de celle dont j'ai parlé: c'est-à-dire, nous montrer par des faits exacts, rigoureusement analysés et comptés, que les maladies dont il s'agit, guérissent plus souvent et plus rapidement après l'application des sangsues au siège, qu'ailleurs. Jusque-là, évidemment, le précepte de l'auteur est une pure assertion; et c'est parce que les préceptes de la thérapeutique que nous possédons aujourd'hui, se réduisent presque tous à des assertions, qu'il est si vrai de dire que la théorie et la pratique diffèrent si essentiellement.

C'est encore de la même manière, toujours *à priori*, que l'auteur indique les cas dans lesquels les sangsues sont préférables à l'ouverture de la veine (pages 94 et 96); de manière que, pour lui, présomption, probabilité, indication et démonstration, sont synonymes.

Il serait bien inutile, pour apprécier la manière de Fréteau, de faire désormais un grand nombre de citations; et je finis par ce qu'il dit touchant la pleurésie. Il se demande si, dans cette affection, on saignera du pied ou du bras; du côté de la douleur ou du côté opposé. « Les « opinions, dit-il, avaient été partagées jusqu'ici, « sur ce point; mais l'expérience paraît enfin « avoir parlé pour confirmer les principes établis « sur la dérivation et la révulsion. Ainsi, la pleu- « résie confirmée exige la saignée dérivative, « c'est-à-dire, celle du bras du côté douloureux. « La pratique de Triller peut servir de guide sur « ce point. Dans la sixième observation qu'il « rapporte, il est question d'une pleurésie du « côté droit très violente, qui sévissait depuis « trois jours. Il fut pratiqué une saignée du bras « gauche, lieu où elle n'était pas indiquée. Tril- « ler fit saigner du bras droit, et tout alla mieux» (page 235). Suivent deux observations de la même espèce.

L'auteur est tellement préoccupé de la doctrine de Triller, qu'il ne s'aperçoit pas que deux saignées peuvent être plus efficaces qu'une seule; et il conclut en faveur de la doctrine de Triller. Mais, à supposer cette doctrine exacte, établit-on une proposition, en médecine, avec deux faits; surtout quand ces deux faits peuvent être interprétés de deux manières différentes? Évidemment, la question de savoir où la saignée doit être faite dans la pleurésie, ne peut être résolue que de la manière indiquée plus haut.

La marche de *Vieusseux* (1) est encore celle des médecins dont il a été question jusqu'ici. A leur exemple, il pose les indications de la saignée dans les cas particuliers, d'après ses effets généraux, qu'il expose préalablement.

Il commence la revue des maladies dans lesquelles la saignée lui semble indiquée, par celles de la tête; se bornant, à leur sujet, à de simples préceptes; redisant ce que d'autres ont dit; comme s'il s'agissait, non d'une science, mais d'usages sans importance.

En parlant de l'épilepsie; « j'ai, dit-il, presque « toujours employé les sangsues par intervalles

(1) *De la saignée et de son usage dans la plupart des maladies*, par Vieusseux, in-8°, 1805.

« (sans doute à l'anus), et je l'ai fait avec succès» (page 63). Mais, peut-on répondre à l'auteur : si vous avez la certitude d'avoir eu plus de succès dans le traitement de l'épilepsie au moyen des sangsues, que sans elles; c'est sans doute que, toutes choses égales d'ailleurs, vous avez guéri un plus grand nombre d'épileptiques avec les saignées locales que sans leur secours. Alors vous avez compté les cas; et pourquoi ne pas nous en avoir dit le nombre? Votre livre n'en eût pas été beaucoup plus volumineux; et au lieu d'une simple assertion, nous aurions une démonstration.

« Dans le croup, dit Vieusseux, la marche de « l'affection est des plus rapides, les évacuations « sanguines doivent être promptes. Il faut *préve-* « *nir* la maladie, parce qu'il est bien rare de la « guérir quand elle est une fois décidée» (page 78). Il faut prévenir la maladie! Il serait fort bon, sans doute, de prévenir les maladies; mais il faudrait, avant tout, pour savoir à quoi s'en tenir sur ce point, connaître leurs signes avant-coureurs, n'avoir aucun doute à cet égard; et qui connaît, à ce degré, les symptômes précurseurs du croup? Les moyens préservatifs de cette maladie ne pourraient être constatés que dans une épidémie, où les sujets, soumis à l'action de certains agens, seraient, toutes choses égales d'ailleurs, atteints en moins grand nombre de la maladie régnante, que ceux qui n'auraient pas fait usage des mêmes agens; mais dans une épidémie seulement, et par la méthode déjà indiquée tant de fois.

Au sujet du discernement qu'il est nécessaire d'apporter dans l'emploi de la saignée, chez les malades atteints de fièvre maligne : « Il faut re-« garder, dit Vieusseux, comme une exception, « ces cas où un habile praticien se décide tout « d'un coup à faire une saignée, en saisissant le « moment favorable; quoique suivant la pratique « ordinaire, la saignée ne paraisse pas indiquée. « Alors le médecin agit comme par *inspiration*; « et le génie se met au dessus des règles. »

Ainsi, voilà le tact, l'inspiration, le hasard, transformés en génie! Car, qu'est-ce que l'inspiration ou le tact, si ce n'est le hasard? Et que faudrait-il de plus pour montrer que Vieusseux a dû donner beaucoup au hasard, se montrer peu rigoureux dans l'appréciation des faits; et qu'il n'imaginait même pas qu'on pût arriver à des résultats rigoureux en pathologie et en thérapeutique! Comment croire la médecine une science, et s'exprimer, à son sujet, comme l'a fait Vieusseux?

Notre auteur, on le conçoit sans peine, n'a pas dû

se montrer très difficile pour les observations particulières; et je n'ai que l'embarras du choix pour le prouver. Ainsi, au sujet des maladies du ventre qu'il croit souvent accompagnées de gangrène : « J'ai vu, dit-il, un exemple de cet emploi alter- « natif de la saignée et des sangsues chez une fille « de trente ans qui, sujette aux maux de ventre, « en éprouva pendant deux ou trois jours, sans « fièvre et sans qu'ils augmentassent par la pres- « sion. Tout-à-coup ils deviennent très forts avec « de la fièvre et des vomissemens. Elle fut saignée « onze fois, eut deux fois des sangsues à l'anus, « entre les saignées, dans l'intervalle de sept à « huit jours, et fut promptement rétablie; et elle « échappa à la suppuration qu'il faut éviter à tout « prix » (page 165).

Vieusseux ne trouve cette observation ni courte ni incomplète; il la donne comme probante. Et moi, je demanderai au lecteur ce que peut prouver une observation relative à une affection de l'abdomen, dans laquelle on n'a noté, ni la forme et le volume du ventre, ni l'état des selles, ni la couleur des vomissemens, ni l'expression de la face, ni l'état du pouls, etc., etc.; ni les changemens survenues d'une saignée à l'autre, etc., etc. Et c'est le même auteur qui dit, dans son avant-propos, que les faits restent! Sans doute les faits restent : mais la plupart pour montrer combien l'observation a été imparfaite jusqu'ici, avec quel dédain on l'a traitée; et bien peu, il faut en convenir, pour l'instruction de celui qui les lit.

L'ouvrage de *M. Polinière*, qui fut couronné en 1826 par la Société royale de Marseille, est incontestablement supérieur aux précédens. On y trouve des observations particulières bien moins incomplètes, plus nombreuses de beaucoup. Et cependant, il suffit de l'examen de quelques passages de cet ouvrage, pour se convaincre que la méthode de l'auteur n'est pas beaucoup plus rigoureuse que celles de ses devanciers; à l'exemple desquels il pose des principes généraux, pour en tirer des indications particulières, des règles de pratique.

Après avoir esquissé, dans un premier chapitre, l'histoire de la saignée, M. Polinière en consacre un second à la saignée capillaire, dans le but de fixer le lieu d'élection des sangsues. Il cite, à ce sujet, l'opinion de Vitet, qui veut que les sangsues soient placées loin du siège du mal (page 28); et il s'étonne qu'un médecin qui s'étaie de l'observation et de l'expérience, tienne un pareil langage ; lorsque, précisément, c'est à l'aide de l'observation et de l'expérience clinique, que l'on est arrivé à adopter une pratique contraire (page 29).

Je ne partage pas l'étonnement de M. Polinière : et ce qui me surprendrait au dernier point, ce serait de voir deux hommes, donnant, au nom de l'expérience, des préceptes de thérapeutique *à priori*, arriver aux mêmes résultats; car ce qu'ils décorent du nom d'expérience, c'est une expérience illusoire. L'un, après avoir vu quelques cas dans lesquels les sangsues appliquées près du siège du mal, ont été suivies d'un soulagement plus ou moins prompt, en a conclu en faveur de cette pratique : l'autre, après avoir été témoin d'une pratique opposée et de succès semblables, s'est déclaré pour l'application des sangsues loin du siège de l'affection. Mais les faits indiqués ne prouvent rien; sinon que les sangsues appliquées dans des points très différens, n'empêchent pas les malades de guérir : de manière que la prétendue expérience des auteurs est nulle, et, qu'après leurs assertions et leurs dénégations, nous sommes, tout juste, aussi avancés qu'auparavant. Que fallait-il donc faire pour résoudre le problème qu'ils ont agité? Evidemment, comme je l'ai déjà dit plusieurs fois dans des circonstances analogues, réunir un grand nombre de faits exacts, relatifs à des individus atteints de la même maladie; dont les uns auraient été traités par les sangsues appliquées dans le voisinage de la partie malade; les autres, par le même moyen appliqué à une distance plus ou moins considérable du point souffrant. Si les premiers, toutes choses égales d'ailleurs, eussent guéri plus vite et en plus grand nombre que les seconds, le problème eût été résolu en faveur des sangsues appliquées près du siège du mal, et réciproquement. Car comment se refuser à une conclusion qui a le caractère de l'évidence?

Arrivant à l'effet qu'on doit attendre de l'irritation causée par les piqûres des sangsues; « il est « bien des cas, dit M. Polinière, où l'on ne doit « employer les sangsues que pour produire une « irritation plus ou moins prolongée et une « fluxion locale. Ainsi, lorsqu'on veut rappeler « le flux menstruel ou hémorrhoïdal supprimé, « l'expérience apprend que ce n'est pas en fai- « sant appliquer tout-à-coup un grand nombre « de sangsues à la vulve ou à l'anus que l'on y « parvient; mais en irritant, en fluctionnant « pendant trois, quatre ou cinq jours de suite, « par la morsure de quelques sangsues, les tissus « extérieurs voisins. Alors on détermine de pro- « che en proche. etc., etc. » (page 39).

Ici encore l'auteur appelle l'expérience en preuve de ce qu'il avance. Mais évidemment l'expérience dont il s'agit, c'est l'usage, la tradition, la croyance commune; ce quelque chose qui n'est presque rien, que Quesnay a si énergiquement flétri, qu'on puise dans des souvenirs vagues; et non pas l'expression rigoureuse d'une masse de faits exacts, exactement analysés : de manière que ce précepte d'un homme habile doit encore être considéré comme non avenu.

Au sujet de la dérivation et de la révulsion, M. Polinière montre, sans peine, que les auteurs de ces doctrines ont mis autant de confusion dans leur langage, que dans leurs règles de thérapeutique. Mais comment prouve-t-il que la dérivation et la révulsion sont imaginaires? Il cite des autorités et celles de Pinel entre autres. Autant valait-il se borner à une simple dénégation; car, qu'est-ce que l'autorité en médecine? Évidemment, pour nier en toute connaissance de causes et persuader, il aurait fallu faire le travail que j'ai indiqué plus haut, en parlant de Quesnay.

Cherchant à déterminer les cas dans lesquels la saignée de la jugulaire est préférable à celle des autres vaisseaux : « les Recueils cliniques « peuvent nous offrir, sans doute, dit l'auteur,

« des exemples de phlegmasies cérébrales gué-« ries sous l'influence salutaire de la saignée du « cou. Mais ne peut-on pas leur opposer un bien « plus grand nombre de maladies semblables, « souvent portées au plus haut degré d'intensité, « et que dessaignées, plus faciles dans leur ap-« plication, ont dissipées comme par enchante-« ment? Pour que la prééminence de la saignée de « la jugulaire fût mise au grand jour, il faudrait « prouver par les faits, que dans tel cas grave où « toutes les saignées échoueraient, l'évacuation « du sang, par la veine du cou, a procuré un « salut inespéré. » (page 83).

Sans doute, et c'est réellement là l'état de la question; mais comment arriver à la preuve dont il s'agit? Ce n'est pas, comme l'indique l'auteur, en comparant deux faits relatifs à des malades atteints d'affection cérébrale; dont l'un, saigné de la jugulaire; aura guéri; tandis que l'autre, saigné du bras ou du pied, aura succombé; et en soutenant qu'il n'en eût pas été ainsi, dans ce dernier cas, si l'on eût eu recours à la saignée de la jugulaire. Car une démonstration pareille est impossible; vu qu'on peut toujours croire que la ressemblance, entre les cas supposés, n'est qu'apparente; et les maladies ne se ressemblant pas exactement, l'argument serait de nulle valeur. Imaginez, au contraire, que quarante sujets ayant une affection cérébrale bien déterminée, arrivée à la même période, de même gravité, etc., etc., aient été saignés du bras ou du pied; que quarante autres sujets atteints de la même affection, et d'ailleurs dans les mêmes circonstances que les précédens, aient été saignés de la jugulaire; que parmi ceux-ci trente sujets aient guéri, tandis que neuf ou dix seulement des premiers auront été dans le même cas; évidemment il faudra en conclure que, dans les circonstances indiquées, la saignée de la jugulaire est préférable aux autres. Et la conclusion sera rigoureuse; parce que s'il est impossible, comme je l'ai dit plus haut, d'apprécier chaque cas avec une exactitude en quelque sorte mathématique, les erreurs étant les mêmes pour deux groupes de sujets traités par des procédés différens, ces erreurs se compensent, et peuvent dès-lors être négligées, sans altérer sensiblement l'exactitude des résultats. De manière que quelque soit le problème de thérapeutique à résoudre relativement à la saignée, on ne peut le faire sans le secours de la méthode numérique.

Au premier abord, rien de plus facile et de plus expéditif que cette méthode, qui dispense de tant de raisonnemens inutiles. Malheureusement il n'en est rien; car elle suppose, comme on l'a déjà vu, qu'on a comparé entre eux un assez grand nombre de cas d'une même affection; les uns, relatifs à des sujets dont la maladie aura été abandonnée à elle-même, autant qu'on le pourra du moins; les autres, à des individus auxquels tels ou tels médicamens auront été administrés. Elle suppose que le même agent thérapeutique aura été étudié dans les circonstances les plus variées; donné à des doses fortes ou faibles; à une époque rapprochée ou éloignée du début; seul ou concurremment avec d'autres moyens; chez des sujets jeunes ou âgés, etc., etc. Et non-seulement cette méthode exige beaucoup de travail; mais la réunion des faits qu'elle suppose est difficile, pour une même maladie: toutes choses assez mal comprises jusqu'ici, on en conviendra, par les sociétés savantes, qui, en proposant des sujets de prix sur la saignée, par exemple, ont voulu que les candidats parcourussent le cercle entier des maladies, et posassent des règles pour tous les cas! De leur côté, les candidats qui étaient de leur temps, ont trouvé la chose toute simple; et une année, quelquefois moins, leur a suffi pour donner la solution de problèmes, qui pour être rigoureuse, exigerait la vie de plusieurs personnes! D'où il est résulté que les auteurs couronnés et tous ceux qui se sont occupés de la saignée, n'ont mis hors de doute aucun des préceptes qu'ils ont donnés. Au lieu d'étendre les questions, les sociétés savantes devraient les restreindre; et, à mon avis, elles s'honoreraient beaucoup, si, au lieu de donner pour sujet de prix; « déterminer par des observations cliniques « quelles sont les maladies dans lesquelles l'ap- « plication des sangsues est préférable à la sai- « gnée; quelles sont celles où ce dernier moyen « est plus utile que les saignées locales, et les « cas qui réclament leur emploi simultané (1); » si, au lieu de ces problèmes insolubles pour un seul homme, à raison de leur étendue, elles se bornaient à demander, par exemple, qu'on fixât, d'une manière rigoureuse, les effets de la saignée, dans la pneumonie, ou dans une maladie quelconque; mais une seule : puisque alors seulement elles ne demanderaient pas l'impossible.

Les réflexions faites au sujet de la saignée de la jugulaire, s'appliquent à ce que dit l'auteur de la saignée du bras comparée à celle du pied; et je ne m'y arrêterai pas.

Son sixième chapitre traite des indications de

---

(1) Questions proposées par la Société de médecine de Marseille, en 1825.

la saignée, suivant l'âge, le sexe, le tempérament, etc., etc. Ses préceptes ont pour base quelques faits favorables à sa manière de voir (mauvaise logique, car avec elle on peut tout prouver); où l'expérience des anciens : et nous avons vu en quoi consiste cette expérience, qui, presque toujours, n'est qu'une tradition, sans preuve. Si d'ailleurs on se rappelle que l'auteur a dû parler de l'influence de l'âge dans toutes les affections où la saignée peut être pratiquée, on concevra qu'il ne pouvait faire que ce qu'il a fait.

Dans la seconde partie de son ouvrage, qui en est aussi la plus considérable, M. Polinière fait l'application des principes qu'il a posés; en commençant par les inflammations de la muqueuse gastro-intestinale. Et avant d'en venir aux faits particuliers, il se livre aux remarques suivantes : « Il « m'eût été facile de présenter, dit-il, à l'appui des « principes que j'émets relativement aux émis- « sions sanguines, une masse de faits quadruple, « quintuple, etc., etc. Dans un vaste hôpital comme « celui de Lyon, ce ne sont pas les faits qui man- « quent; mais une telle abondance aurait sur- « chargé ce livre, sans le rendre plus utile. Bien « persuadé que les faits extraordinaires et rares « ne doivent pas occuper la plus grande place « dans un ouvrage de médecine pratique, que

« l'on doit s'attacher à méditer ceux qui s'offrent « journellement à l'observation ; j'ai cherché, « parmi les histoires de maladies que je possède, « celles qui peuvent être considérées comme « l'expression fidèle, comme la représentation « simple et claire d'une foule d'autres analogues. « Ainsi, en citant, pour chaque genre de mala- « die, trois ou quatre observations, j'ai pensé « que cela suffirait pour montrer la conduite « que je crois devoir tenir dans tous les cas de « même nature » (pag. 203).

Sans doute quelques exemples suffisent pour faire connaître au lecteur la pratique de M. Polinière, dans des cas analogues; mais ces exemples ne suffisent pas pour prouver que cette pratique est bonne; et, à supposer qu'elle le soit, pour montrer son degré d'utilité: et c'est précisément là toute la question. Auriez-vous desiré, dira-t-on, l'auteur ayant cent observations relatives à une affection quelconque, qu'il les exposât toutes les unes après les autres? Non, assurément: mais j'aurais voulu que l'auteur donnât une analyse rigoureuse de ces observations : puisque, en les supposant exactes, il aurait, par cette analyse, prouvé quelque chose; tandis que les faits qu'il cite ne prouvent absolument rien, dans leur isolement. Car, qu'on y songe bien, si l'on n'a rien fait dans les sciences, quand on n'a pas rigoureusement démontré la vérité de ce qu'on avance; on n'a rien fait non plus en thérapeutique, quand on n'a pas démontré qu'un agent quelconque produit tel ou tel effet, a telle ou telle influence sur la marche et sur l'issue d'une maladie, dans des circonstances connues. Et les médecins les plus habiles n'ont guère oublié, il faut en convenir, que de donner cette démonstration.

Que ceux qui s'occuperont désormais de thérapeutique, suivent donc une marche opposée à celle de leurs prédécesseurs; qu'ils ne croient pas avoir fait quelque chose pour avoir exposé leurs vues, ou pour avoir dit ce qu'ont fait les médecins les plus célèbres, dans telle ou telle affection. Qu'ils s'attachent à montrer, d'une manière rigoureuse, l'influence et le degré d'influence d'un médicament quelconque sur *la durée, la marche et la terminaison de ces maladies*. Qu'ils n'oublient pas que rien n'est plus difficile à constater qu'un fait de ce genre; qu'on ne peut y parvenir qu'au moyen d'une grande masse d'observations, recueillies avec exactitude : qu'au lieu d'aborder un sujet sans limites, il faut le circonscrire pour pouvoir l'embrasser complètement, et l'étudier sous toutes les faces; que s'il n'y a pas d'autre moyen d'être véritablement utile à la science et aux hommes, c'est aussi le seul qui puisse procurer une gloire réelle à ceux qui s'occuperont de thérapeutique.

Je ne pousserai pas plus loin l'examen de l'ouvrage de M. Polinière, ce qui précède me paraissant suffire pour donner au lecteur une idée de sa méthode. Et je m'abstiendrai de toute espèce de réflexions sur des recherches plus récentes; pour que personne ne puisse imaginer qu'en me livrant à la critique des auteurs dont j'ai cité quelques passages, j'aie eu un autre but que celui de remplir un devoir.

FIN.

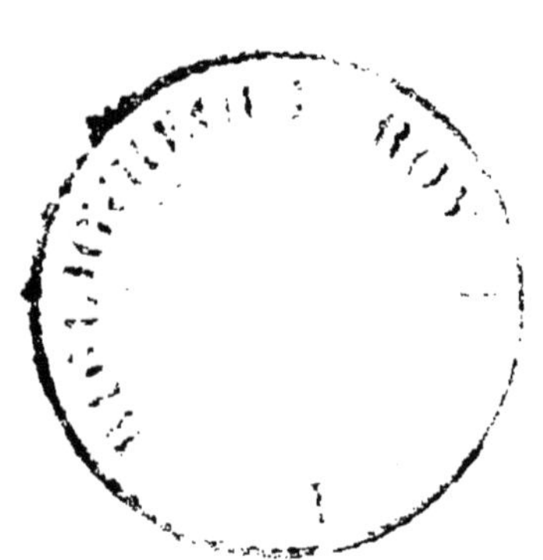

TABLE DES MATIÈRES.

ARTICLE PREMIER.

ARTICLE II.

CHAPITRE III.

FIN DE LA TABLE DES MATIÈRES.

IMPRIMÉ CHEZ PAUL RENOUARD,

RUE GARANCIÈRE, N° 5.

www.ingramcontent.com/pod-product-compliance
Ingram Content Group UK Ltd.
Pitfield, Milton Keynes, MK11 3LW, UK
UKHW020114240726
13926UKWH00011B/1447